敏感肠胃生存指南

低 FODMAP 饮食科普手册

程 远 张中雷 著

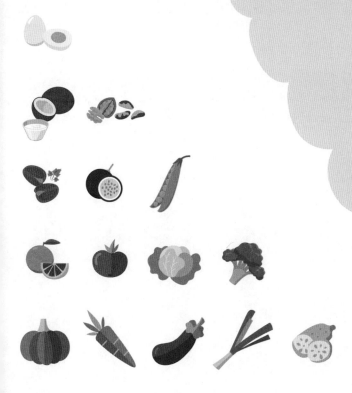

中国轻工业出版社

图书在版编目（CIP）数据

敏感肠胃生存指南：低FODMAP饮食科普手册 / 程远，
张中雷著. —北京：中国轻工业出版社，2024.1
ISBN 978-7-5184-3424-4

Ⅰ.①敏…　Ⅱ.①程…②张…　Ⅲ.①食品营养—指
南　Ⅳ.①R151.3-62

中国版本图书馆 CIP 数据核字（2021）第038828号

责任编辑：方　晓　　　　　责任终审：李建华　　整体设计：锋尚设计
策划编辑：史祖福　方　晓　责任校对：朱燕春　责任监印：张　可

出版发行：中国轻工业出版社（北京鲁谷东街5号，邮编：100040）
印　　刷：艺堂印刷（天津）有限公司
经　　销：各地新华书店
版　　次：2024年1月第1版第2次印刷
开　　本：710×1000　1/16　印张：15
字　　数：300千字
书　　号：ISBN 978-7-5184-3424-4　定价：49.00元
邮购电话：010-85119873
发行电话：010-85119832　010-85119912
网　　址：http://www.chlip.com.cn
Email：club@chlip.com.cn
如发现图书残缺请与我社邮购联系调换
232292K1C102ZBW

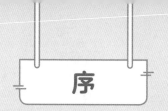

序

真诚地希望世界与你都安好

你很幸运地找到了我们，欢迎阅读《敏感肠胃生存指南》，这里提供有研究支持的低FODMAP饮食指南和简单的饮食计划，任何人都可以轻松做到。

你一定体会过，即便没有吃太多东西，也会经常性地腹胀、打嗝、放屁，甚至频繁出现腹泻或者便秘等状况。这些气体从何而来？虽然我们来自不同地方，但我们都能深深体会到"肠胃敏感星人"生活的不易。

我们都对于能够发现一种能缓解症状、改变自身生活的饮食方法心怀感恩。

我的家人，饱受肠胃问题困扰多年，吃饭小心翼翼却常常腹泻、腹胀、打嗝，也会常常焦虑、失眠、易激惹生气，我们还会因为小小的事情而吵架，彼此都面对巨大的精神压力。然而去医院多次检查后，却没有发现任何器质性异常，医生根据症状开的药，效果也并不持久，症状依然反反复复。在毫无头绪的情况下，我们研究了各种治疗方法。

● FODMAP

消化问题和心理焦虑已经严重扰乱了我们的日常生活。幸运的是，研究人员提出了一种新的治疗方案来帮助我们控制症状：低FODMAP饮食。

低FODMAP饮食是由澳大利亚莫纳什大学（Monash University）研究人员发现的，是第一个有研究支持改善肠易激综合征（IBS）的饮食，而在欧美被广泛用作治疗肠易激综合征。在中国大陆，很多人称呼FODMAP为"低发漫"或"低漫发"，在中国台湾地区也被翻译为"低腹鸣"或"低腹敏"，从翻译来看，不难理解这个词的字面意思。

FODMAP是短链碳水化合物的集合，很难消化，存在于许多常见的食物中。我们在营养师的指导下，日常饮食暂时避免了所谓的FODMAP食物——包括小麦制品、奶制品、豆制品和一些蔬菜，以及多种水果和糖醇，这些措施确实改善了我家人的症状。

遗憾的是，去医院看肠胃科，很多医生并不知道什么是FODMAP。在国内，除了零星的翻译文章和论文外，也没有一本系统介绍它的书。为了能够减轻家人的症状，我们购买大量国外原版书籍和研究资料，翻译研究，积极探索尝试莫纳什大学研究团队的低 FODMAP饮食法。我和我的家人一起从零开始，以低 FODMAP饮食法为标准，在将低FODMAP食谱摆上餐桌方面积累了真实的经验。

然而，这种改变并没有让我们的生活变得更轻松，因为在选择食物时，要仔细辨别配料表上的信息，然后才能决定我的家人能不能吃，以及哪些食物不能吃，哪些可以吃，吃多少。这是一件非常令人头疼的苦差事。作为家庭中掌勺的厨师，我更是心惊胆战，生怕让他们吃到不适的食物，所以筛选食物就成为我的重要工作，让我苦不堪言。

目前我的家人症状得到了改善，生活恢复了正常，但我们在探索治疗方法的道路上却饱受折磨多年。对能够向读者介绍一种能真正缓解肠胃症状的饮食方式，我感到非常欣慰。我们知道改变饮食不是一个简单的过程，但你并不孤单，低FODMAP饮食法将指导你一步一步地确定个人耐受度，并指导你在饮食上选择替代品，这样你就可以再次享受喜欢的食物。

● 你是不是常常怀疑自己得了肠易激综合征?

你有没有这种经历：去医院做肠镜、胃镜等各种检查，就是没有异常，花了很多钱去看了很多科室的医生，也没有解决方案；中医西医、小偏方，效果都不尽如人意；花钱不少，还焦虑。重要的是，不知道这病是怎么回事，不知道哪里出了问题，找不到原因，严重影响生活质量。

你会不会经常感到腹胀，想打嗝放屁，甚至在你没吃多少东西的时候也是一样，有腹痛、腹泻或者便秘的困扰？你的皮肤是否经常出现湿疹，红肿瘙痒反反复复？你是否经常难以集中注意力，甚至有偏头痛的情况？你是不是在一天当中周期性地感觉到自己的脑子不听使唤？你是不是有时异常疲乏，或者经常焦虑、心情不好？你是不是睡不好觉，脾气不好，想吵架？如果你厌倦了敏感肠胃症状，还不知道是什么原因；如果医生告诉你肠胃紊乱，或者你被诊断为肠易激综合征，却没有明确的治疗方法或解决方案；如果你已经尝试了所有的药物、益生菌和奇效疗法，但都没有获得持续效果……如果是这样的话，这本指南可以帮助你更好地了解你的状况以及如何安全简单地遵循三步法实施低FODMAP饮食。没有专业术语或复杂的语言，我们只是用简单的实践教你一切你需要知道的东西，以了解你的情况，并用低FODMAP饮食来管理你的症状。

这本指南涵盖所有重要课题，包括了基本知识、快速入门、饮食计划、外出就餐和旅行的建议，列出了限制饮食和非限制饮食的清单，并为你准备了美味食谱。在这里，你可以了解：

低FODMAP饮食是否适合自己？

如何开始低FODMAP 饮食计划？

如何识别高FODMAP食物和低FODMAP食物？

如何在饮食计划中挑战高FODMAP食物？

如何获得身边人的理解和支持？

如何委婉地告诉朋友，你是一个"肠胃敏感星人"？

如何告诉家人，你的正确喂养方式？

如果我有肠胃敏感朋友，该如何和他们相处？

在外就餐，如何让你吃得舒服还不焦虑？

如何选择和储备食物？

并能得到心理咨询师的建议和帮助，改变心境，缓解焦虑和压力。

还有关于低 FODMAP 饮食的一切……

● 很高兴遇见你

想必我们每一个人都看过很多医生，去过很多医院，吃了很多药。都是在不断地尝试各种方法，希望缓解自己的症状，也希望能遇到一种适合自己的方法，我们能理解这种感受。一定还有很多人跟我的家人一样，默默忍受着肠胃的不适、精神的焦虑，却找不到解决的方法，我们觉得应该为这些群体做些事情。所以，我们想通过分享有研究支持的科学知识和我们的实践经验，用一种简单的方式，手把手教大家实施低FODMAP饮食，让更多患有功能性肠胃病的人对这种看似复杂但有效的饮食有更多的了解。这个饮食也不单调，可以吃的食物还是很丰富的，它可以帮助人们找到自己的健康之路，并积极管理自己的症状。

感谢我亲爱的家人和朋友，感谢你们一直陪在我身边，不仅是为了舒缓不适和焦虑，更是为了我们生活的每一日，我很幸运能拥有完美的家人和伴侣——你们是我的整个世界。谢谢最了不起的营养师团队和心理咨询师团队，你们的工作帮助传播了FODMAP信息，我们非常感谢你所做的一切，成为一个为"肠胃敏感星人"提供理解、专业知识和解决方案的伙伴。

每个人都值得拥有舒适和健康。对于那些正在阅读这本书以寻求敏感肠胃缓解的人来说，我知道你会找到解决方式的，就像我的家人一样。别放弃！

从今天开始，不要再猜测自己是不是得了肠易激综合征，是什么引起了我们的痛苦，开始无症状的生活吧。

张中雷

2022年4月

目 录

第一章 低FODMAP饮食对消化的影响

本章说明FODMAP对肠胃的影响。介绍肠易激综合征（IBS）、小肠细菌过度生长（SIBO）、乳糜泻的各种症状表现及其相互影响。

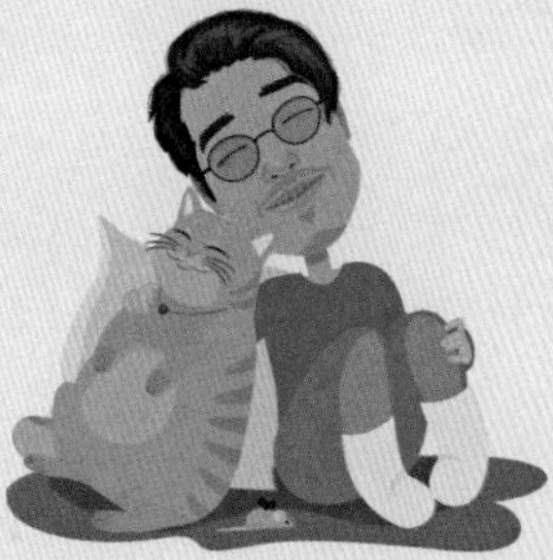

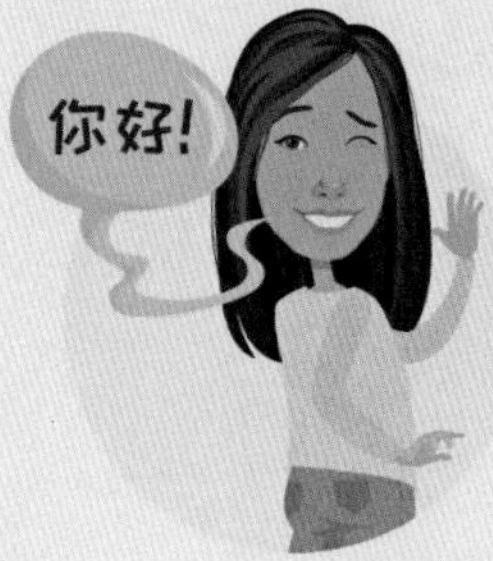

第二章 敏感肠胃的饮食管理

本章描述敏感肠胃一系列症状触发因素的饮食管理，包括脂肪、谷物、纤维、乳糖、果糖、多元醇和低聚糖；介绍FODMAP的概念和功效。

第三章　FODMAP的基本介绍

本章介绍关于FODMAP的基础知识：造成肠易激综合征的FODMAP是什么？这几个英文字母代表了什么含义？主要存在哪些食物中？

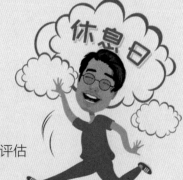

第四章 **低FODMAP饮食法**

我们大多数人会在健康饮食方面感到不知所措，尤其是在我们遇到医疗不能顺利解决问题的情况下。从本章开始，我们提供有研究支持的指南和简单的饮食计划，你可以在本章了解有关低FODMAP饮食法的更多信息。

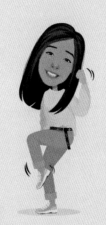

 第五章 **低FODMAP饮食一阶段——严格限制饮食与实践技巧**

本章提供有关如何实施低FODMAP饮食第一阶段的实践思路和实用建议。

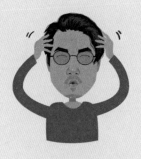

第六章 低FODMAP饮食二、三阶段——
FODMAP的重新引入和饮食的自由化

本章讨论高FODMAP食物的重新引入和个性化阶段。

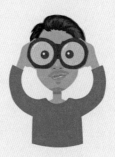

 第七章 低FODMAP生活方式

专门解决不会吃、不敢吃、不知道能不能吃、吃什么的问题。

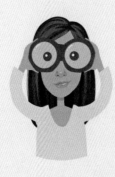

第八章 **我在低FODMAP饮食中遇到的一些常见问题**

本章汇总解答我们在低FODMAP饮食中遇到的常见问题，以及在饮食上可能改善敏感肠胃症状的策略，这些策略可用于确定对低FODMAP饮食响应不佳的原因。

 第九章 **零压生活与情绪处理**

本章探讨敏感肠胃症状管理的心理学疗法。旨在为你提供一些可能改善敏感肠胃症状的日常生活技巧和策略，缓解焦虑。

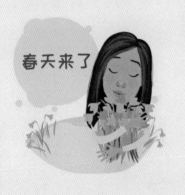

第十章 低FODMAP饮食的简单早餐食谱

提供简单的低FODMAP饮食谱，使你轻松享受美食，过上简单、健康、快乐的生活。

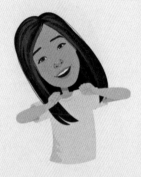

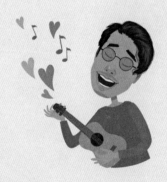

第一章

低FODMAP饮食
对消化的影响

本章说明FODMAP对肠胃的影响。介绍肠易激综合征（IBS）、小肠细菌过度生长（SIBO）、乳糜泻的各种症状表现及其相互影响。

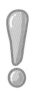

理解肠易激综合征

身边的很多朋友，经常会腹痛、腹胀、打嗝、放屁，半夜让嗝给憋醒，总是放屁身边人都讨厌……还有腹泻、便秘，都快憋出痔疮了……更可恶的是，上完厕所总擦不干净。做肠胃镜检查，没问题，你说奇不奇怪？你说我得的这是什么病呀？

肠易激综合征的英文是Irritable Bowel Syndrome，简称IBS。在英文中Syndrome指的是"症候群"，换句话说，IBS并非单一症状，而是许多症状的组合，也因此每个人的症状都不太一样，自然没有所谓标准治疗流程，但这首先需要看医生，明确症状产生原因，需要做哪些检查。很多朋友的肠道出了问题，但他们还没有去看过医生，就常常怀疑自己是不是得了肠易激综合征。其实，常见的胀气、便秘、腹泻、放屁都是健康肠道的一个标志，这说明我们的肠道在工作，不要立即把这些视为肠易激综合征的表现，而应该把它们视为健康消化的正常部分，只要没有明显的不适或疼痛！为了确保我们的症状接受正确的治疗，建议通过医生进行正确的诊断。

罗马IV委员会对IBS有一套诊断标准，称为《罗马IV标准》(Rome IV criteria)，用来对肠易激综合征做出准确诊断。虽然在现实中，很多人会看到检查报告上写着"肠胃紊乱"，其实，这是医生在一番检查，并没有发现炎症或肠胃问题后，经常用到的一个词。这本身也不值得我们去焦虑。

● 医生的诊断

由于肠易激综合征的病理生理学还不完全清楚，这使得诊断和治疗具有挑战性，这也是长期以来肠易激综合征被认为是一种身心疾病的主要原因。肠易激综合征是一种肠道功能异常的紊乱，在各种常规诊断测试中不会出现异常，但实际上，没有任何医学检查能确认，医生只能先借由各种检查排除器质性病变可能后，再根据患者描述来判断。传统上，医生通过排除其他疾病的存在，如结肠直肠癌、腹腔疾病和炎症性肠病（IBD），来诊断肠易激综合征。

除了调查性测试，诊断过程通常包括识别提示肠易激综合征的症状：

- 腹痛或胃痉挛
- 腹胀或脘腹胀满的感觉
- 排便习惯的改变：

  每日排便次数多于三次或每周排便次数少于三次

  大便形态或外形的改变（例如：块状/硬状大便、小球状大便、铅笔状大便、不成形大便、松散和/或水样大便）

  排便的变化（例如：紧张、急迫或不畅/排空不完全的感觉）

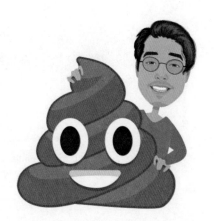

《罗马Ⅳ标准》要求一个人在至少6个月的时间里，经历腹痛或不适，并伴随明显的排便习惯改变。

反复发作的腹痛，近3个月内平均发作至少每周1日，伴有以下2项或2项以上：

- 排便就可减轻疼痛；
- 疼痛症状的出现与排便频率的改变有关；
- 疼痛症状的出现与大便性状的改变有关。

关于肠易激综合征（IBS）的诊断测试，我们总结了以下几点：

✓ IBS的诊断是以患者报告的症状为基础，排除其他问题而得出；

✓ 通常情况下，医生会给你进行一次全面的身体检查，要求抽血，并做一个大便化验来检查是否有直肠出血；

✓ 根据你的症状，医生可能会建议你进行进一步检查，如肠镜检查；

✓ 这些测试对IBS的诊断并不是必须的，医生会通过针对性的问题，来识别可能预示肠易激综合征以外的危险症状；

✓《罗马Ⅳ标准》的设计就是为了给IBS作出一个确定的诊断，以防止病人进行不必要的诊断程序；

✓ 考虑是否进一步排查，排除乳糜泻和食物不耐受。因为不耐受的食物也会引起这些症状。

● 肠易激综合征的分类

诊断为肠易激综合征，可分为以下四类：

腹泻型肠易激（IBS-D）：腹泻（稀便）是最常见的症状。

便秘型肠易激（IBS-C）：便秘或硬便是最常见的症状。

混合型或交替型肠易激（IBS-M或IBS-A）：便秘和腹泻交替发生。

不定型肠易激（IBS-U）：症状遵循不规则模式。

● 肠易激综合征的症状

对大多数人来说，肠易激综合征是一种持续的、反反复复、没完没了的病征，尽管有时症状会更糟，但有时症状会改善甚至完全消失。

肠道症状：

肠易激综合征主要发生在大肠（结肠），其特征是绞痛、反复腹痛、排便习惯改变（腹泻或便秘，或两者交替）或大便形状改变、腹胀或过多气体、可听到腹部杂音或隆隆声，还会出现排便急迫性、上厕所紧张、排便不畅 / 不彻底、疲劳等症状。精神、饮食、寒冷等因素可诱使症状复发或加重。

上消化道症状：

嗳气、吞咽困难、消化不良、烧心、非心源性胸痛。

非肠胃症状：

经常报告的非肠胃症状包括风湿病症状（肌肉、关节或纤维组织的炎症或疼痛）、头痛（偏头痛）、尿频增加和尿急、性功能障碍和睡眠相关障碍。

值得注意的是，与炎症性肠病（如克罗恩病和溃疡性结肠炎）一样，IBS的主要临床症状——慢性腹痛和肠道习惯改变（腹泻或便秘，或两者交替），并不能用可识别的生化异常来解释。然而，被诊断为肠易激综合征，并不意味着这些症状没有被诊断为器质性或结构性疾病的患者严重。研究表明，许多IBS患者症状的严重程度甚至比溃疡、食管反流或轻度炎症性肠病患者还要严重。

● 肠易激综合征需注意的问题

虽然肠易激综合征会影响生活质量，但没有证据表明，它会导致胃肠道的结构性破坏或危及生命。医生会通过针对性的问题，来识别可能预示肠易激综合征以外的危险症状：

✓ 症状出现在50岁以后吗？

✓ 你有血便吗？

✓ 你发烧吗？

✓ 你是否曾莫名其妙地掉体重？

✓ 你的症状会让你夜不能寝吗？

✓ 你有结直肠癌的家族史吗？

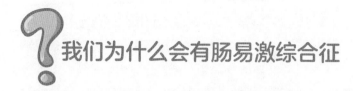

我们为什么会有肠易激综合征

对有些人来说，尽管肠道没有潜在的结构异常，但肠道功能会引起异常症状，如腹痛、腹胀、胀气、打嗝等——问题是功能性的，而不是结构性的。其他与肠易激综合征类似的疾病还有功能性腹胀、功能性便秘和功能性疼痛，与肠易激综合征一起统称为功能性肠病。肠易激综合征是消化内科门诊常见的功能性胃肠病，极大影响生活质量。例如，肠胃胀气引起尴尬，由于频繁上厕所，这些症状甚至会让患者难以出门，这种痛苦会影响生活，使人无法专心工作。

很多患有IBS的朋友认为饮食是影响他们症状的主要因素，进食后症状往往更严重，因此，他们试着调整饮食，比如实施低FODMAP饮食法。许多人开始令人沮丧的循环，限制食物种类，而不确定是哪些食物导致了他们的症状。在社交场合和外出就餐时，我们都很害怕，因为我们知道，在大多数情况下，在餐馆吃饭会导致症状突然发作，还不知道吃了什么。然后就很容易犯这样的错误：把你认为导致问题的食物剔除掉，而实际上，原因可能是别的东西。

对功能性肠病的原因最好的描述是各种因素相互作用导致每个个体的症状特征，并非所有这些因素都会对每个人的肠道症状产生影响，但很可能其中的一些因素会对我们的症状产生影响。在说明诱发功能性肠病的潜在因素前，我们先介绍一下健康的肠道。

● 健康的肠道

肠道是一个神奇的器官，在身体里执行着一系列重要的任务。从消化吸收食物到保护身体不受有害细菌和病毒的伤害，可以说，从口腔到肛门，每个部分都有不同的功能。在咀嚼和吞咽食物后，食物会进入肠道，在那里通过胃的肌肉收缩和从口腔、胃和小肠释放的消化酶分解成单个分子。这些分子通过肠壁被吸收到血液中，然后被带到肝脏中进行进一步处理并在体内使用。剩余的废物继续向下进入结肠，在那里多余的液体和盐被重新吸收，剩下的就变成了大便。

食物通过肌肉收缩进入肠道，肌肉收缩是由被称为肠神经系统的复杂神经信息连接控制的。这个系统与中枢神经系统（大脑和脊髓）紧密相连，通常被称为"肠-脑轴"，这两个系统之间存在着微妙的平衡。

感知症状的关键因素之一是所谓的"肠-脑轴"，这是肠和大脑周围神经之间的沟通通路。这些神经有所谓的"内脏超敏反应"，这意味着患有肠易激综合征的朋友对那些应该被认为是正常的刺激格外敏感。当纤维、FODMAP等通过细菌发酵产生气体时，大肠像气球一样膨胀。人体通常通过放屁、打嗝来处理这些气体，或者这些气体穿过肠壁，在血液中溶解，然后被带到肺部，呼出。产生气体是正常的，大便像充气泄气的气球一样上下运动也是正常的。

肠易激综合征患者，肠周围伸展感受器内的神经不喜欢肠像气球一样膨胀。当肠扩张时，这些高度敏感的神经会向大脑发出痛苦的信息。作为回应，大脑可以认识到这些信息应该被忽视，或者过度解读它们并处理它们以产生IBS症状。这种神经交流就是我们常常听说的"肠-脑轴"：在肠易激综合征患者中，不愉快的大脑和肠会触发肠易激综合征的症状。没有肠易激综合征的人，"肠-脑轴"功能正常，没有"内脏超敏反应"，大脑也不会过度解读信息，所以症状通常不会被触发。

● 功能性肠病的潜在原因

上面提到的"肠-脑轴"和"内脏超敏反应"并不是很好理解，但我们知道大脑和消化系统之间有很多联系。许多人在经历以下事情后，也会出现IBS症状：

- "自律神经"失调。肠黏膜上有许许多多神经细胞，而大脑经过一系列的神经控制来进行蠕动。只不过，由于降结肠、直肠等段主要受到自律神经控制，自律神经自主性极高，不受大脑控制，因此当自律神经失调时，大肠就容易出现功能性障碍。
- 肠道在受到肠道感染或胃肠手术后变得更加敏感。
- 第一次肠胃炎后，如肠道感染、食物中毒或胃肠手术，导致肠道细菌的变化或失衡。越来越多的证据表明，肠道细菌的变化或失衡与肠易激综合征和其他肠道功能紊乱有关。我们知道，肠道感染后，人们通常会出现胃肠道症状，如胃肠炎，通常被称为感染性肠易激综合征。这至少被认为是由于生活在肠道中的细菌平衡的改变。

● 接受长时间或强的抗生素。在长期或反复使用抗生素后，人们有时也会出现肠易激综合征的突然症状。同样，这可能是由于肠道细菌的变化。

肠道中生活着成千上万的细菌，超过1000种。其中三分之一对大多数人来说是常见的，而三分之二是因人而异的，就像我们个人的指纹一样。这些肠道微生物群协助或执行健康的肠道功能，包括消化某些食物，生产维生素，如维生素K、叶酸、维生素B_{12}，保护肠道黏膜抵抗入侵者，形成屏障，对人体免疫系统起着极其重要的作用。肠道微生物的部分作用是分解到达结肠的未消化食物，这个过程称为"发酵"。发酵产生有用的副产品，如短链脂肪酸。然而，它也产生气体。有些气体会被血液吸收，通过肺排出体外，而有些气体会留在肠道，以肠胃气胀的形式排出体外，而我们往往都没有意识到。

● 基因遗传。基因可能在人的肠道功能中扮演重要的角色。肠易激综合征和消化问题通常发生在家庭中——研究指出肠易激综合征患者中存在一种特殊的基因突变。可能是特定的基因使某些人易患肠易激综合征，然后环境因素与这些基因相互作用，从而引发症状。

● 经历一些身体或情感创伤后的焦虑、抑郁和压力。研究表明，焦虑障碍或抑郁与肠道功能之间有很强的相关性。生活中的大部分压力是不可避免的，但是我们应对压力的方式是可以改变的。

压力的作用

正如你可能经历过的，当一个人处于压力之下时，IBS症状通常会更严重。压力和消化功能之间的联系是复杂的，并且与身体对感知到的威胁的自然反应密切相关。当我们作为一个物种进化时，身体需要一种方式来应对生存中意想不到的威胁。换句话说，如果我们走出洞穴，面对一个饥饿的捕食者，我们的身体必须有能力击退攻击者或跑到安全的地方。因此，就有了"战或逃"的反应。这种反应使身体最大限度地利用呼吸和肌肉力量所必需的资源，并把资源从消化中转移开。当在为自己的生命奋斗时，消化食物就变得不那么重要了。因此，压力反应会对肠道功能产生重大影响。

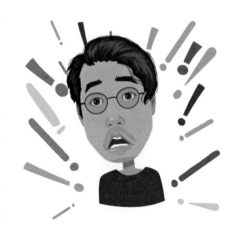

术语"创伤后应激障碍"（PTSD）现在专门用来解释这些效应。患有PTSD的人，其典型的特征就是经历过非常大的应激事件。对这种应激事件的一种反应表现为精神麻木，对曾经感兴趣的事情不再感兴趣、疏远朋友、情绪压抑。在现代生活中，我们比我们的前辈经历了更多的日常的、慢性的压力，人们不得不像对付饥饿的狮子一样应对偶尔的极端压力，这种持续的应激反应导致慢性消化问题。

压力本身并不能解释IBS背后的问题，因为许多处于巨大压力下的人并没有出现IBS症状。新的研究开始阐明压力对肠道细菌平衡的影响，而这些细菌反过来又可能导致炎症。重要的是，你可以学习如何减少压力对身体的影响。放松练习，如深呼吸和渐进式肌肉放松，都有助于向身体发出可以关闭警报的信号。经常练习瑜伽、太极，或是冥想也可以抵消压力对身体的影响。

- 饮食因素。如FODMAP，高油高糖等不易消化的食物，部分人还会对高碳水敏感。
- 在海外旅行后。有很多朋友反馈，在国外生活时没有问题，但回到国内就感觉不舒服。

回想一下，是哪个因素导致了你现在的肠胃不舒适，这有助于你管理症状。至于遗传因素，如果你的家人对食物过敏或者不耐受，那么你吃了这些食物之后，很可能会引起一些与家人相同的症状。在我们接触的很多人中，会有这些情况发生：

案例1　母亲吃面食后打嗝，孩子吃了之后出现同一症状。在各种排查之后，发现了病因所在。他们拒绝吃这些食物后，反应良好。

母亲不喜欢吃某种蔬菜，一旦吃了就会出现一些症状，如腹泻。我们在咨询过程中发现，孩子也不喜欢吃这种蔬菜，因为吃了也会引起相同的反应。

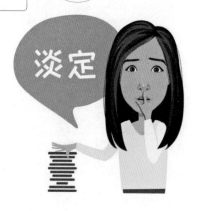

案例2

所以，得到正确的诊断和治疗或治疗其他健康问题有助于缓解肠道症状。有人问肠易激等功能性肠胃问题能不能转变成炎症性肠胃问题，其实肠胃会随着年龄增长而"变老"的，所以这个问题，确实不值得我们焦虑。

肠易激综合征（IBS）的症状管理

关于IBS的诊断和科普文章甚多，大多不外乎定时定量、饮食清淡、学会放松等，但我相信这对于有IBS困扰的朋友来说，似乎有点隔靴搔痒的意思，而且很多朋友表示：没有帮助啊……对于被诊断为IBS的人来说，积极主动地管理自己的健康状况，提升幸福感是非常重要的。有个朋友告诉我们："别人在网上说的一些话一点也不会给我正能量，只会让我更焦虑。"这位朋友的话还是值得注意的。重要的是，知道自己需要做什么，才能更有针对性地改善肠胃。

目前对IBS的治疗只限于对症处理，尚无统一的标准治疗方案。也就是说，你去医院后，医生会给你开腹泻药、开便秘药，这些并不是治愈IBS的方法，但这将帮助我们管理症状，准确定位触发因素，并避免可能的并发症，如慢性腹泻。治疗IBS的关键是学会症状管理，幸运的是，现在有许多有用的方法可以帮助你解决这方面的问题。

● 生活方式的改变

管理IBS症状最简单也是最关键的第一步，就是确定你需要对以下这些重要的生活方式做出改变，或者反省自己是否做到了。

规律运动

事实证明，规律的运动锻炼可以缓解IBS症状。锻炼，并不是要求你每天都跑上一个"马拉松"，家里、路上、办公室、体育场所，随时随地，做一些简单的运动，比如伸展、快走，都是有益的。

- 如果条件允许，上班步行或骑自行车（或乘坐交通工具），而不是开车；
- 在可行的情况下，把车停在距离目的地较远的地方，然后走完剩下的路程；
- 上班时尽可能爬楼梯，午餐后散散步，晒晒太阳；
- 目标是每天至少锻炼30分钟，把锻炼融入我们的日常生活中。

管控压力

压力、焦虑和其他情绪问题会触发或加重某些人的症状。冥想、瑜伽和其他形式的减压方式可能有助于控制压力水平，保持情绪稳定。

保证睡眠

IBS的症状会干扰睡眠质量，睡眠质量不高就会导致疲惫，疲惫会进一步加剧症状。讽刺的是，这是一个死循环，但我们仍要把充足睡眠作为管理IBS症状的目标。每天晚上要有充足的睡眠，坚持每天在同一时间起床和睡觉，养成良好的昼夜规律。

● 饮食习惯的改变

当你患有IBS时，"怎么吃"和"吃什么"一样重要。尽管低FODMAP饮食计划详细地介绍了该吃什么、不该吃什么以及为什么不能吃，但我们仍整理出了一些有用的小贴士，希望能帮助你了解一些额外的饮食习惯。

不要不吃饭

首先要保证不能饿着，饥饿会加重肠胃敏感，诱使你快速进食，诱惑你吃下手边的任何食物，因为饥饿时看啥都好吃，即便它是引起症状的食物，并导致吃得过多。

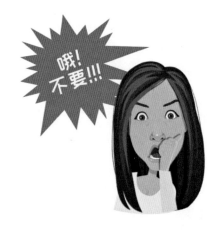

养成良好的用餐习惯

良好的用餐习惯可以增加食物带来的乐趣，帮助你达到最佳的消化状态。

- 规律进食。每天在同一时间吃饭，肠胃也需要生物钟。

- 安静、从容不迫地吃饭。避免在用餐时间进行激烈的讨论或产生焦虑的对话。
- 充分咀嚼，不要匆匆地结束进餐。
- 感到紧迫焦虑时不要忙进食。
- 慢慢吃。快速进食、吧唧嘴会吸入大量空气，产生腹胀。

提前计划

- 学会提前计划好早餐，一顿营养丰富的早餐可以减少白天想吃零食的冲动。早餐要吃营养丰富或纤维丰富的食物，因为这些食物会让饱腹感持续更长时间。
- 如果你需要带午饭上班，那就在前一天晚上准备好午餐，或者早上早起一会儿，把它们做好。
- 准备一些小零食，用自封袋装好。这样，白天感到饿的时候，你就有一些健康安全的东西可以吃了，还能避免症状发生。

避免暴饮暴食

暴饮暴食是加重肠胃问题的重要原因。如果你发现很难控制食物的分量，那就买小一点的盘子、碗和玻璃杯，这样可以帮助你轻松地减少分量和热量的摄入。

茶水

每天保证水的摄入量。不含各种添加剂和甜味剂的白开水是好的选择；不含咖啡因的茶，例如姜茶或薄荷茶，可以帮助镇静和舒缓"肠胃情绪"，有助于保持大便柔软，更容易排便。

> **注意**
>
> 某些茶会与一些药物相互作用，服用药物时遵医嘱。茶务必适量并降低浓度。

- **益生菌**

从理论上讲，添加有益菌可以恢复肠道菌群平衡。但是请务必记住，在很多国家和地区，大多数益生菌都是作为食品补充剂（即保健品）而不是药物进行监管的。另外，无法保证购买的益生菌含有足够活菌，而且，每个人独特的基因组成、年龄、健康状况、体内的菌群和饮食都会影响益生菌的工作方式。我们认为，除非我们能够选择合适的益生菌，否则它们可能不会那么有效。

确保选择的益生菌起作用的最重要方法，是找到一个质量和口碑都很靠谱的品牌，并遵循标签上建议的服用方法。以下是一些有效利用益生菌的小贴士：

- 良好的品质。选择一个获得认证和口碑好的益生菌品牌。生产商发布的实验数据仅能作为参考，很有可能带有利益关系。

- 正确储存。根据标签上的说明（冷藏、室温等）进行储存。现在市面上很多益生菌可以常温保存，阅读标签并分辨它们。

- 正确的服用时间。胃酸会影响益生菌的活性，所以服用时应避开胃酸大量分泌的时间点，让益生菌可以顺利地进入肠道。有特殊包埋技术的益生菌饭前或饭后服用都可以，因排空的胃有利于益生菌快速到达肠道，如果不是特殊耐酸碱的益生菌产品，因饭前及饭后一小时的胃液酸度较高，所以会建议随餐服用或饭后30分钟内服用。

- 高剂量的益生菌。最重要的是确保益生菌能够在体内生存。益生菌在制造、储运过程中和胃酸的作用下活性会有所降低，这时选择剂量低的话，益生菌的数量就会没有保证。至于益生菌固体饮料，还是建议大家慎重选择，避免"智商税"。

- 看益生菌的成分。很多益生菌产品／益生元含有低聚果糖，在选购益生菌产品时需注意识别。过量食用低聚糖类有导致腹部不适和胃胀气的可能性。

如果你吃了益生菌一段时间，没有效果，大概率是下面这两种情况：一种是你吃错了益生菌；另一种是你不适合吃益生菌，吃了也是浪费钱，那么换掉它们。

> 伦敦国王学院和澳大利亚莫纳什大学进行的研究表明，长期保持低FODMAP饮食的人，他们的肠道会发生变化，导致有益细菌水平较低。肠道微生物组的研究是一个相对较新的研究领域，科学家们还没有完全理解低FODMAP饮食对有益细菌平衡的长期影响。因此，需要在一段时间的严格限制饮食后，重新引入高FODMAP食物。

你知道吗？益生菌也可以在发酵的蔬菜中找到。只要原料蔬菜是低FODMAP食物，这些发酵的食物就可能耐受，并且不少食物经过发酵后FODMAP水平明显降低。

● 营养补充剂

虽然一些肠易激综合征患者声称某些营养补充品，如镁、ω-3脂肪酸、锌、多种维生素可以缓解症状，但迄今为止还没有研究表明这些补充品的疗效。然而，肠道紊乱会导致矿物质失衡，而有限的饮食会导致维生素和矿物质缺乏，所以你可能会从这些补充剂中发现一些好处。

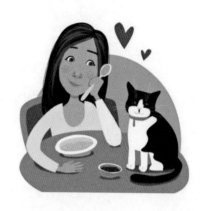

● 心理治疗

由于我们的大脑与肠道之间的密切关系，许多肠易激综合征朋友都在探索心理疗法，如催眠疗法、认知行为疗法（CBT）和正念冥想，去缓解可能与自身症状相关的压力和焦虑。

● 如果你想尝试催眠术，一定要找合格的专业人士。

● CBT治疗IBS患者的重点是减少引起焦虑的想法和传授焦虑管理策略。

有证据表明，这些技术是有益的，甚至对那些没有经历明显的压力或焦虑的肠易激综合征朋友也是如此，你会发现它们是有价值的。

● 低FODMAP饮食

低FODMAP饮食是缓解IBS症状的有效治疗方法。对于大多数尝试过低FODMAP饮食的人来说，它可以使IBS症状得到控制。但是，还有一些食物虽然是低FODMAP，吃了之后仍会引发症状，比如鸡蛋、豆腐等，减少这些食物的摄入在一定程度上可以改善症状。如果需要的话，减少高淀粉类食物、高碳水食物的摄入，即使它们是低FODMAP。

记录食物和症状日记

在2~4周的时间里，保持详尽的饮食和症状日记是很有帮助的：可以监控你的饮食习惯和生活方式；可以帮助识别哪些食物触发了你的症状，以及它们产生症状的严重性；可以确定某些治疗（如锻炼、药物治疗、压力管理、补充剂或饮食调整）是否有帮助。

● 药物

目前还没有一种被批准的药物可以缓解所有人的IBS症状。医学上IBS的治疗原则和感冒一样，属于"症状治疗"，绞痛给予消胀气、止痛药；便秘给予软便药物；腹泻给予止泻药物。药物能够缓解患者不适，但无法终结IBS老毛病。然而，随着新的测试方式的出现，这种情况在不久的将来可能会改变。由于目前治疗IBS的药物有限，患者常常求助于非处方药物（OTC）来缓解症状。

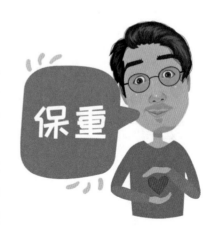

注意

未经医生检查，不要随意服用任何非处方药物，包括草药和维生素。并非所有的天然的疗法都是安全的，并且有些药物对那些健康状况特殊的人来说可能会有问题。针对个人身体状况，医生是评估药物是否安全的最佳人选。

Tips

为了获得最快最有效的方式，建议结合以下三种方法：

● 遵循低FODMAP饮食法。

● 每天服用益生菌。

● 定期运动或参加情绪减压活动，如瑜伽和冥想。

如果你认为自己可能患有焦虑症和抑郁症，那就寻求咨询。如果主治医师建议的话，可以考虑服用抗抑郁药物。

IBS需要慢慢调理，多注意日常饮食和生活习惯，自律特别重要。已经有很多朋友开始依靠自己的学习，症状出现了缓解，希望我们学会积极管理症状。

小肠细菌过度生长与肠易激综合征

有很多朋友问：小肠细菌过度生长（SIBO）与肠易激有什么区别？我怎么知道我肠胃不好，是小肠细菌过度生长问题还是FODMAP问题？有没有快速识别它们的办法？在处理小肠细菌过度生长方面，有很多令人困惑的信息，即使是肠胃科医生，似乎也无法就最佳方式进行诊断和治疗达成共识。

> 由于小肠细菌过度生长的症状：腹痛、腹胀、便秘、腹泻和过量气体等，与IBS的症状相似，一些研究人员认为小肠细菌过度生长可能是某些人IBS的潜在病因。

● 理解小肠细菌过度生长

扰乱肠道的一种形式是小肠细菌过度生长，简称SIBO，它是胃肠道内菌群移入小肠的一种情况。因为它们在小肠中，当碳水化合物被细菌发酵时，就会产生气体和化学物质，引发各种不同的症状，例如腹痛、腹胀或腹泻。由于这些细菌正在消耗食物，因此患者本身可能会出现营养不良，出现身体消瘦现象。

从目前掌握的材料来看，并不能清楚地说明症状严重程度之间的差异是否与引起问题的细菌类型或细菌数量有关，但这至少会有很多影响变量，比如可能与细菌的类型、数量或细菌在小肠中的位置有关，可能还会有各种各样的患者本人因素在起作用。例如，你的肠道免疫系统功能与我的肠道免疫系统不同，每个人对细菌或SIBO的反应可能就会不同。

● SIBO的症状

SIBO的朋友可能没有出现任何症状，也可能出现一系列的胃肠道症状，如胀气、腹部不适、腹泻、便秘、腹痛。SIBO的重症患者可能会出现以下并发症：

● 吸收不良（不明原因的体重减轻、营养不良，或出现脂肪痢，即脂性粪便）。

- 肝脏损伤。
- 皮肤病（红斑狼疮、疮、湿疹、皮疹等）。
- 关节疼痛。
- 营养缺乏症（维生素B_{12}缺乏导致的贫血或多发性神经病；缺乏维生素D导致的低钙血症引起的手足抽搐或肌肉不自主收缩；代谢性骨病；肠屏障功能受损等）。
- SIBO与IBS以及一系列自身免疫疾病密切相关。

● 为什么小肠细菌会过度生长？

在一个健康的肠道中，体内大部分的杆菌都分布在小肠的下部和整个大肠（结肠）。某些情况下，如克罗恩病、胃酸过少或运输缓慢，会导致细菌在小肠内生长失控，从而导致SIBO。有些细菌在小肠里是正常的，但过多的细菌会破坏消化过程，导致胀气、腹泻，而过多的细菌还会与身体争夺营养，导致维生素B_{12}和叶酸不足。研究人员怀疑SIBO是由胰腺酶、胆汁酸和肠道运动减少共同引起的，因此，某些健康状况或生活方式选择可能会增加患SIBO的风险：

- 胃肠道感染。
- 长期使用抗酸剂：长期使用抗酸剂（如奥美拉唑）会减少胃酸的产生。持续低水平的胃酸会导致胃和小肠中的细菌过度生长。
- 免疫缺陷综合征：可以抑制我们免疫系统的疾病（例如艾滋病和IgA抗体缺乏症），为有害细菌的繁殖提供了理想的环境。
- 乳糜泻：乳糜泻会扰乱食物在肠道中的移动方式，尤其是在未确诊或管理不善的情况下，这会导致肠道细菌生长增加。
- 衰老：一般来说，老年人患SIBO的风险增加，因为我们的消化道随着年龄的增长而变弱，产生的胃酸在减少。这被认为是由体力活动减少、体重增加、持续用药和胃肠道普遍虚弱引起的。
- 酗酒：长期饮酒似乎会增加SIBO的风险。
- 胃轻瘫：症状之间有很强的重叠，似乎那些有胃轻瘫（也称为胃排空延迟）的人更可能患有SIBO。
- FODMAP不耐受也会引发SIBO：FODMAP不耐受导致的细菌过度生长会蔓延到整个消化道，最终引发小肠细菌过度生长。患有SIBO的人，食用高FODMAP食物会加剧症状。

许多其他条件与SIBO风险增加有关，但需要更多的研究。这些包括甲状腺功能减退症、克罗恩病、溃疡性结肠炎、纤维肌痛、类风湿性关节炎、帕金森病等。事实上你患SIBO的风险会因多种条件和因素而大大增加，最常见的是与肠道功能和效率降低有关。

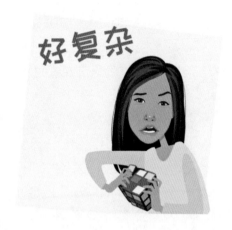

● **为什么肠易激综合征患者的小肠中会有细菌**

SIBO的研究人员试图理解：为什么肠易激综合征患者的小肠中会有细菌？

- 有一种理论认为，一场严重的"胃流感"损害了小肠的肌肉。这可能可以解释感染后肠易激综合征的现象，即一个人在严重的胃部感染后产生肠易激综合征。
- 另一种理论认为，作为身体自然压力反应的一部分，压力减缓了清洁波的作用。这可以解释为什么许多人发现他们的IBS在压力下会恶化。

SIBO理论指出了一个令人困惑的事实，即肠易激综合征会导致便秘和腹泻。不同的细菌在不同的症状中发挥不同的作用，在SIBO检测中，呼气中甲烷含量较高的患者更容易出现以便秘为主的肠道综合征，而氢含量较高的患者更容易出现慢性腹泻。

支持小肠细菌过度生长和肠易激综合征相关关系的研究表明：IBS患者比健康人更有可能在氢呼气试验（HBT）的前90分钟内出现发酵的情况。这一理论的进一步支持来自于一个事实：许多IBS患者报告说，当他们使用一种治疗小肠细菌过度生长的特殊抗生素治疗时，症状有所减轻。SIBO理论并非没有争议，一些研究人员质疑呼吸测试的可靠性，而另一些人则担心治疗小肠细菌过度生长的抗生素的可靠性和安全性。

● **小肠细菌过度生长的诊断**

不幸的是，很难依靠症状识别SIBO，常见的诊断SIBO的方法有两种：

- 通过肠镜（将带有摄像镜头和特殊注射器的长管伸入肠道，通常过程中你是被麻醉的）从空肠（小肠的中段部分）抽取食糜进行培养，检测细菌和菌株的数量。该检测方法有一定的局限性，当样本中的菌株不能在实验室条件下培养时，会出现假阴性的情况；当样本未能采集到过度生长的细菌时，也有可能出现假阴性的情况。

● 氢呼气试验（HBT）与果糖和乳糖吸收不良相似，小肠细菌过度生长是通过使用氢呼气试验（HBT）来诊断的。如果通过使用氢呼气试验来诊断小肠细菌过度生长，需要喝一杯葡萄糖或乳果糖溶液。由于这些糖需要大约2小时才能到达大肠与大肠内的肠道细菌接触，因此在90分钟之前，呼吸中任何明显的气体增加都表明小肠内的细菌是造成糖发酵的原因。

乳果糖或葡萄糖呼气测试都不是完美的。原因如下：一方面，乳果糖是一种合成的二糖，通常不会被人的小肠分解或吸收。好消息是，SIBO会通过乳果糖呼气试验识别出来；坏消息是，一旦乳果糖进入结肠，就会像细菌在小肠中一样，进行发酵，换句话说，许多乳果糖呼气试验呈阳性的患者并不会出现SIBO。另一方面，当你口服葡萄糖时，葡萄糖会被人体的小肠完全吸收。当到达小肠的中部时，它已经消失了，这意味着，你可能会错过主要影响小肠下部的细菌过度生长的情况。因此，出现对SIBO过度诊断或诊断不足的风险。

● 药物并不总是最好的办法

由于许多与肠道问题相关的症状源于肠道微生物的不平衡，医生可能会开一些药物，特别是抗生素，来帮助你对付这些难以控制的细菌，但这并不总是最好的方法。尽管许多药物可以有效治疗SIBO，但利福昔明是研究最多、也可能是最有效的药物。不要过分依赖抗生素，SIBO抗生素也只是暂时的治疗，并不能解决根本问题，这就是为什么那些只接受抗生素治疗的人很可能会复发并再次经历SIBO。抗生素、药物或草药的问题在于，它们无法区分好细菌和坏细菌——它们会破坏所有细菌，长期使用会导致肠道细菌严重失衡。所以很多人仍在担心治疗小肠细菌过度生长的抗生素的可靠性和安全性。

以下是我们整理的科学研究，可供大家参考：

● 利福昔明是一种肠道特异性抗生素，用于治疗旅行者腹泻和肠易激综合征，它的作用是杀死可能导致这些症状的细菌[1]。

---

[1] S.Mohammed and R.W. McCallum, "Rifaximin in irritable Bowel Syndrome: Rational, Evidence, and Clnical use," Therapetutic Advances in chronic Disease4, No.2 (2013).

- 利福昔明通常是每天服用400~550mg剂量，使用两周，并已在临床试验中显示可减少IBS症状——至少在短期内。

- 许多人在3个月后不得不再次使用这种抗生素（尤其是在没有其他饮食或生活方式改变的情况下），尽管持续使用的安全性还没有得到证实。

- 研究人员观察了服用该药的IBS患者症状的复发情况，发现44%的患者在服用该药9个月后症状复发。不鼓励使用[1]。

尽管许多医生经常给被认为患有小肠细菌过度生长的肠易激综合征朋友开抗生素，但在撰写本文时，我们并没有发现专门用于治疗肠易激综合征的抗生素。

那么，接下来，就跟大家谈一谈小肠细菌过度生长与 FODMAP 的关系。

● 是SIBO还是FODMAP问题

身体给的下面这些线索，会帮助你弄清楚是有SIBO还是FODMAP问题：

- 有了SIBO，更有可能在吃某种食物后90分钟内出现症状。

- FODMAP通常需要至少2小时才会出现症状，因为它们需要进入大肠，然后才会被肠道细菌发酵。

- 如果你对所有类型的碳水化合物都有反应，即使是那些没有归类为FODMAP的，更有可能是SIBO。也就是说，你的肠胃如果是因为FODMAP问题，那么吃米饭是没有问题的，但是如果是小肠细菌过度生长，那么不管是吃米饭还是面食，都会产生症状。这是因为小肠中的细菌可以接触到你吃的所有食物。当没有SIBO存在时，只有小肠没有吸收的碳水化合物被认为是FODMAP。

> **注意**
>
> 　　一旦确诊为SIBO，就需要医疗干预。得到解决后，你可能会发现低FODMAP饮食有助于维持健康，但一定要找医生诊断。

[1] E.C.Laurtano et al, "Smal Intestina Bacterial Overgrowth after Antibotic Therapy," American Journal of Gastroenterology 103, No. 8 (2008): 2031–2035.

● 低FODMAP饮食和SIBO

FODMAP不耐受导致的细菌过度生长会蔓延到整个消化道，最终引发小肠细菌过度生长，患有SIBO的人，食用高FODMAP食物会加剧症状。SIBO与IBS的症状几乎相同，由于这种强烈的重叠，研究人员怀疑低FODMAP饮食也可能对SIBO患者有益，因为它会"饿死"小肠中的问题细菌。低FODMAP饮食在开始时非常有用，但SIBO需要更多的灵活性。在你完成抗生素疗程

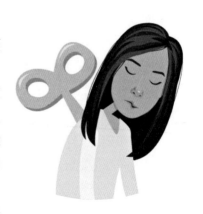

之前，请确保不要开始低FODMAP饮食，你需要把"坏细菌"引出来，抗生素才能杀死它们，而低FODMAP饮食虽然会导致问题细菌的减少，但这不利于坏细菌的根除。

很多朋友将SCD饮食（特殊碳水化合物饮食）与低FODMAP饮食相结合，来治疗小肠细菌过度生长，但尚无研究支持其使用，不过还是值得探索。探索不同的治疗方案并找到适合你的方法很重要，不幸的是，没有单一的饮食可以保证100%有效治疗SIBO。2014年SIBO研讨会推荐的治疗方法：服用利福昔明抗生素治疗后，进行3个月的促动力（增强肠道蠕动）、重复呼气测试和低FODMAP饮食。但长期使用抗生素会导致肠道细菌严重失衡，因为它们会破坏所有细菌，不分好坏。

乳糜泻与肠易激综合征

我们在介绍了很多关于肠易激综合征和低FODMAP饮食后，还要说一下乳糜泻。这是因为：患者可能同时患有乳糜泻和肠易激综合征，也可能只有其中一种问题，但是乳糜泻和肠易激综合征导致的症状相似。患有乳糜泻的患者需要严格控制无麸质饮食，而患有肠易激综合征的朋友如果没有乳糜泻的话，可以根据自己对含麸质食物的消化能力适当尝试含麸质的食物。如果你还没有接受过检查，有必要了解一下这种消化系统疾病。如果已经检查过乳糜泻，下面的内容对你有用。

● 理解乳糜泻

乳糜泻是一种自身免疫性疾病，身体的免疫系统会对麸质（谷蛋白）做出反应。当患有腹腔疾病的人食用含有麸质食物时，免疫系统就会攻击并破坏小肠内壁的绒毛，绒毛的损害会阻碍身体吸收重要的营养物质。这会导致严重的健康问题和各种各样的症状。

> **事实**
>
> 小肠内排列着称为"绒毛"的毛发状突起。当乳糜泻患者食用麸质（面筋）时，由于自身免疫反应，绒毛受损。这种损害导致重要的营养物质不能被吸收，因此导致严重的健康问题。因此，患有腹腔疾病的人不应该吃含谷蛋白的食物。

- 麸质是小麦、黑麦和大麦中的麦胶蛋白，俗称面筋。
- 乳糜泻是一种对含麦胶的麦粉食物异常敏感的情况，患者会因为吃了含麦胶的食物而腹泻、腹痛、倦怠、乏力、体重减轻等。
- 严格的无麸质饮食会明显缓解症状。
- 终生遵循无麸质饮食。

乳糜泻的诊断是根据最初的血液筛查，然后进行内窥镜检查，对小肠内壁进行活检。

● 乳糜泻和肠易激综合征

乳糜泻的胃肠道症状，如腹痛、腹胀、腹泻与肠易激综合征非常相似，研究表明，肠易激综合征朋友患乳糜泻的风险明显更高。因此，如果患有肠易激综合征，可以接受乳糜泻筛查。如果你后来被诊断为乳糜泻，就必须严格遵循无麸质饮食。还有一种情况是，没有乳糜泻，但食用麸质食物后，依然会产生负面反应，这就是我们即将要说的"食物敏感"，只不过这里称之为"麸质敏感"。

● 什么是麸质敏感？

麸质敏感，是指一个人对含有谷蛋白的食物产生负面反应，但他没有乳糜泻。当一个人有麸质过敏症时，免疫系统不会攻击"绒毛"，因此也就不会对小肠造成损伤。与患有乳糜泻的人不同，麸质敏感的人可以吃麸质，而不用担心造成永久性的损害，只是会产生不舒服的症状而已。麸质敏感的症状可能是肠胃不适，如腹痛、便秘和腹泻；还可能会导致其他身体症状，如脑雾、疲劳、头痛和关节痛。与其他敏感和不耐受食物一样，麸质敏感通常通过剔除饮食和挑战试验来确定。

脑雾是大脑难以形成清晰思维和记忆的现象，在昼夜节律中因过度疲劳而产生的感觉。

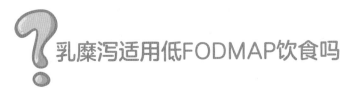

乳糜泻适用低FODMAP饮食吗

回答这个问题，要先明白麸质是否为FODMAP。虽然俗称面筋的麸质也会引发少数人对食物的敏感性，但它是一种蛋白质，而不是碳水化合物，因此面筋不能被归类为FODMAP。然而，无麸质产品意味着更低的FODMAP含量。来自澳大利亚莫纳什大学的测试表明，无麸质产品几乎总会减少果聚糖和低聚糖的含量，这是因为麸质和FODMAP经常在同一产品中共存，例如小麦制品。因此，通过选择无麸质产品意味着它们也更有可能是较低的FODMAP。

在低FODMAP饮食中，麸质也是受限制的，然而，这并不是因为麸质本身，而是因为含有麸质食物中的果聚糖含量。这样做有两个好处：

● 如果你有麸质过敏，限制麸质饮食，你会感觉好很多。

● 现在商店和餐馆里有大量的无麸质食品（Gluten-free），这有助于人们更容易地遵循低FODMAP饮食。

如果你有肠易激综合征，建议接受乳糜泻筛查，因为它们的症状极其相似，这也是考虑你进行低FODMAP饮食或者进行IBS治疗后，依然会产生症状的一个重要因素。由于越来越多的IBS患者对麸质反应不良，研究人员提出了"非乳糜泻麸质敏感"（NCGS）这一术语来诊断此类患者。NCGS理论上是IBS的一个子集。

食物过敏、食物不耐受和食物敏感

被我们忽视的"食物过敏"和"食物不耐受",却与自身的症状有关。我曾认为,食物不耐受的最终结果都会是牛奶和鸡蛋,事实上,除了这些集中存在不耐受的食物之外,还会有个体差异的存在。你能想过有酵母不耐受,有红薯不耐受,还有黄瓜和荞麦粉不耐受的吗?说不定还有其他食物的不耐受,而我们却不知道,可能恰恰是这些食物触发了症状,毕竟这些症状是食物不耐受的正常反应。这可能就是"我没有吃乱七八糟的东西,为什么吃完东西就拉肚子?"的原因所在。你一定知道"乳糖不耐受",乳糖不耐一个最典型的症状就是喝完牛奶拉肚子或腹胀。我们查找了中国南北方和西北地区关于食物不耐受检测结果的分析报告。报告显示:牛奶是继鸡蛋之后,常见的不耐受食物,其次还包括:大豆、小麦、玉米、坚果和鱼蟹贝类等。

"食物不耐受"常常是导致IBS等肠胃问题的原因,如果能够从根本上找出我们不耐受的食物,能在很大程度上改善肠胃不舒服症状。因为低FODMAP饮食关注的是食物和消化系统症状之间的关系,所以你在决定是否要进行食物不耐受检测时,最好对它们进行了解。了解它们之间的差异有助于你做出决定,是低FODMAP饮食适合你,还是应该采用其他方式。

● **什么是食物不耐受?与食物过敏和食物敏感有什么不同?**

举个非常简单的例子:你吃完芒果后,身体产生了强烈反应,甚至有窒息的感觉——这是"过敏";如果你做了IgG检测(即食物不耐受检测),排除了让你吃了后会产生肠胃症状的食物——这是"不耐受";如果你吃了既不是过敏原,又不是不耐受的食物,依然产生症状——这是"食物敏感"。

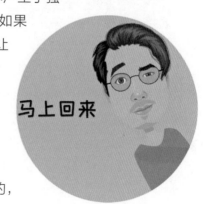

马上回来

"食物不耐受"是当一个人缺乏消化某种特定食物成分的特定酶时可能发生的胃肠道反应,而不是免疫系统反应。当然它并不总是胃肠道的,食物不耐受的症状可能表现在不同的组织系统中，不同的人对于同一种食物不耐受可能出现极不相同的症状。

- 消化系统：慢性腹泻、腹痛、溃疡、消化不良等。
- 皮肤系统：皮疹、红斑、瘙痒、荨麻疹、湿疹、皮肤干燥等。
- 神经系统：焦虑、抑郁、疲倦、失眠、学习不专心等。
- 呼吸系统：气喘、咳嗽、咽喉炎、鼻窦炎、易感冒等。

食物不耐受的症状常常是在吃下食物的数小时或数天后发生；"食物过敏"是一种免疫反应，它会影响身体的多个器官。食物过敏的症状通常是在吃下食物后立刻就会出现过敏反应，严重者甚至威胁生命；"食物敏感"是一种较温和的、延迟的反应，不会引发抗体的生成，所以它不同于食物过敏和食物不耐受。区别它们最简单的方式是看症状出现的时间长短。真正的食物过敏症状出现得很快，通常在进食后1小时内，而食物敏感或食物不耐受的症状可能需要几小时到几天的时间才能出现。

如果你存在一些肠胃问题，但是各种检查看不出任何异常，那么，对某些食物的过敏、敏感、不耐受可能是部分原因，找到敏感的食物并去除它们，然后修复肠道，在很大程度上可以帮助我们解决这些问题。

● 你是否需要食物不耐受检测

很多朋友会对这个问题有所疑惑。在检测之前，你需要先回答以下几个问题，毕竟，知道自己需要做什么，才能更有针对性地改善肠胃。

✓ 是不是经常感觉到腹胀，甚至在没吃多少东西的时候也是一样？

✓ 有腹痛、腹泻或者便秘的困扰吗？

✓ 皮肤是否经常出现湿疹，红肿瘙痒并反反复复？

✓ 是否经常难以集中注意力，甚至有偏头痛的情况？

✓ 是不是在一天当中周期性地感觉到自己的脑子不听使唤？

✓ 是不是有时异常疲乏，或者经常焦虑？

✓ 有情绪波动过大的问题吗？你会不会感觉异常疲乏？

以上几个问题，如果至少两项的回答是肯定的，说明你很可能对某种或几种食物存在不耐受情况。如果不能及时改变饮食结构，不耐受的食物会继续形成复合物，加重原有的症状并不断继续下去，致使人体各系统出现一系列慢性症状疾病，例如慢性腹泻、腹痛、溃疡、消化不良等胃肠道疾病，还有偏头痛、皮肤病等。

● 食物不耐受的检测方法

目前，比较准确的检测方法是采集静脉血进行血液检测。国内部分医院可以开展，检测10~20项不等，部分大型三甲医院或检验机构纳入检测食物可达100余种，受检者需要前往医院或指定地点进行采血，以完成检测服务。随着技术的进步，近几年出现了在家就可以做的食物不耐受检测。家庭"自体检式"的食物不耐受检测，通过线上购买商品，居家采指尖血，足不出户可享受整套健康检测服务。

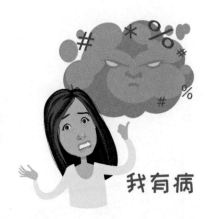

我有病

? 出现便秘怎么办

> 在这个阶段，你可能会面临两个方面的问题：一个是你可能在实施低FODMAP饮食之前就存在便秘问题，如果便秘持续、慢性便秘，或者情况非常严重，你需要咨询医生；另一个是你开始实施低FODMAP饮食后，腹泻症状得到改善，但是出现便秘。如果你在低FODMAP饮食后出现便秘，不用太过担心，正常情况下会在短时间内消失，在此期间，你可以参照文中的这些方法。

● 技巧一：治疗IBS或实施低FODMAP饮食

IBS会引起慢性便秘（IBS-C），慢性腹泻（IBS-D）或交替出现的症状（IBS-A或IBS-M）。目前尚无IBS的治愈方法，但低FODMAP饮食可以帮助预防便秘。FODMAP是在许多水果、蔬菜、谷物、豆类和甜味剂中发现的不太容易消化吸收的短链碳水化合物，导致便秘和其他消化问题。香蕉、红薯、玉米、蜂蜜都是中高FODMAP食物，存在不耐受风险，这也可能解释了这些食物对你的便秘无效，甚至会加重症状的原因。

从饮食中去除高FODMAP的食物数周，然后系统地重新引入它们有助于识别食物不耐症，该方法已被证明可以缓解那些对FODMAP食物敏感的人的IBS-C症状。但低FODMAP饮食因为食物摄入限制的原因，也会出现便秘情况，不用担心，大多情况下会在短时间内消失，你也可以参照这些方法缓解症状。

● 技巧二：调整纤维摄入量，吃点可溶性纤维

可溶性纤维溶于液体，存在于豆类、坚果、燕麦和水果中。纤维是在植物性食物中发现的一种不可消化的碳水化合物，有两种，除可溶性纤维外，另外一种在水果和蔬菜的皮和种子以及谷物中发现的不溶性纤维。

关于纤维是否有益于缓解便秘的研究有点令人困惑，它在某种程度上取决于纤维的类型以及便秘症状。

● 可溶性纤维有助于软化和排便。

● 对于某些IBS患者，不溶性纤维会加重便秘。

● 对于肠蠕动缓慢或盆底功能障碍的便秘患者，建议减少不溶性纤维的摄入量。

掺入更多富含可溶性纤维的食物可能会有用，但是如果你对FODMAP敏感，请谨慎使用。

> 纤维对便秘的影响取决于纤维类型和个人症状。可溶性纤维比不溶性纤维显示出更多的缓解症状的希望。橘子、橙子（包含自己榨的纯橙汁）、覆盆子、蓝莓、胡萝卜、红薯（适量）、燕麦、南瓜子、糙米等可溶性纤维对很多人来说有效。

● 技巧三：喝足够的水

更多的水分有助于缓解慢性便秘，毕竟大便干燥是常见的症状。但研究尚未显示出液体摄入量与便秘之间的紧密联系，仅显示出液体摄入量增加与预防便秘之间存在联系，而不是治疗之间的联系。不过，保持充足的水分具有许多与消化无关的健康益处。

● 技巧四：益生菌可能有帮助

益生菌是为了健康而食用的活微生物。某些菌株有助于减轻IBS症状，包括便秘，但效果会因人而异。下面是关于益生菌选择的一点建议，后文会专门来介绍：

- 如果你想尝试益生菌治疗便秘，请咨询医生，医生可以建议安全有效的剂量。
- 益生菌需要每天服用，因为它们不会在肠道停留很长时间。
- 确保你购买的益生菌确实含有活菌。
- 确保成分健康，不含高FODMAP添加剂。

● 技巧五：通过正念冥想降低压力

管理压力对于整体健康和缓解消化系统症状都很重要。大脑和消化道紧密相连，研究人员创造了"肠-脑轴"一词。肠道与大脑之间的相互作用会导致压力加重IBS症状，包括便秘，便秘等消化系统症状可导致焦虑和心理压力，反过来，压力会强烈影响肠道。

● 技巧六：尝试腹部按摩

某些腹部按摩技术可以帮助排便。腹部按摩已用于治疗慢性便秘，对于大多数人来说都是安全的，可以使用在线视频教程免费学习，结合饮食和生活方式的改变来尝试可以很容易，在家中即可进行。

● 技巧七：必要时"蹲便"

据研究，"蹲便"有助于扩大肛门直肠角度并延长骨盆底肌肉，从而使粪便更容易排出。便秘是一种可能增加患病风险的常见习惯，偶尔便秘可能对人体无害，但是，频繁便秘可能会导致神经损伤并导致肠壁拉伸，这些问题反过来又会使便秘恶化。

● 技巧八：看医生

如果这些方法无济于事，或者如果你有任何令人震惊的症状，请务必去医院看医生，包括在开始新的补充剂或药物治疗之前，请遵医嘱，切莫乱投医，乱用药。

Tips

肠道健康真的很重要，要好好注重健康饮食，维持肠内细菌的黄金比例。

- 低FODMAP饮食可以帮助识别引起便秘的食物。
- 通过改变饮食，摄入可溶性纤维有一定的益处。
- 含食品添加剂的加工食品，如香肠、培根、炸鸡，少吃为妙。
- 多喝水可以帮助预防便秘。
- 压力管理是关键。正念冥想会有益，运动和其他减轻压力的方法也很有用。
- 益生菌已显示可加快排便和改善IBS症状。

  注意益生菌的添加成分，如麸质、乳糖、低聚果糖等；有些益生菌并不适合，反而会加重症状，根据个人耐受情况和症状服用对的益生菌。
- 腹部按摩，排便过程中的姿势变化（如蹲便）对大多数人来说都是安全的，也有助于排便。
- 泻药可以用作不得已的方法，最后考虑。
- 最后，下面一些"治便秘好习惯"希望能有所帮助。

  摄取足够水分，适量油脂，养成运动习惯。（早起一大杯温开水非常有用，还有早饭前喝一杯兑水的鲜榨橙汁，含有膳食纤维，有助于促进胃肠蠕动。）

  健康蔬果，多多摄取能激发肠内益菌的纤维食物（注意食物是否为高FODMAP，根据耐受度决定摄入量）。

  固定排便时间，每次上厕所都要专心，10分钟没有排便就先暂停，以免造成痔疮。

  有便意时立刻跑厕所，不可以憋便。否则，肠道反射到脑部的神经会迟钝，导致便秘。

  按摩肚子也是很不错的办法。

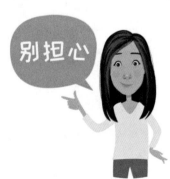

别担心

❓ 你是不是经常性腹胀

采用低FODMAP饮食前，我会经常性腹胀、打嗝。饭后有时胃胀，也不是剧痛但就是感到里面有空气排不出去，打嗝打不上来，也不知道自己是吃错东西了，还是哪里出问题了，不舒服的感觉一直持续，简直令人崩溃。事实上，腹胀是最常见的胃肠道症状之一，我们每个人都可能不同程度地遇到过。一种是腹部胀气的主观感觉，只是你觉得胀气，但肚子并没有任何鼓鼓的形状；另一种是，腹部鼓鼓的，甚至腹围都会大两圈，如同怀孕。了解这两种不同的腹胀有助于对症下药，管理症状。

低FODMAP饮食的主要目的之一是通过限制由肠道细菌发酵的短链碳水化合物来减少腹胀。FODMAP食物发酵是导致肠道气体释放从而导致腹胀的原因，但少量的FODMAP是有益细菌的燃料，可能对肠道的长期健康很重要，这也是我们鼓励重新引入一些高FODMAP食物回到饮食中的原因，以获得它们的潜在益处。当我们经历腹胀时，关注症状的严重程度是至关重要的。对于很多人来说，重新摄入高FODMAP，或者说FODMAP会导致气体产生和一点点腹胀。最初的想法是，如果有腹胀反应，食物应该再次从饮食中删除，但我们建议你从不同的角度考虑它。如果你经历了一些腹胀相关的症状，这些症状是可以忍受的，也许只是轻微的腹胀和排气，这可能是一个好的迹象，说明你提供的燃料能够促进肠道中的有益细菌。每个人都会经历一些腹胀和胀气，重要的是不要立即把这些视为肠易激综合征的症状，而应该把它们视为健康消化的正常部分，只要没有明显的不适或疼痛！

Tips

一点点减轻腹胀的提示：首先，请注意自己的进食方式。慢慢品尝、细细咀嚼，这样简单的动作，就会对腹胀有很大的改善。此外，吸烟过量、运动不足等也可能造成腹胀，请仔细检查日常生活中各种习惯。

- 热敷。通常在疼痛处放一个热敷包可以帮助放松肌肉，减轻胃痉挛带来的疼痛和不适。热敷包还可以让更多的血液流向热敷的部位，有助于缓解腹痛。

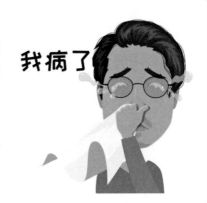

- 精油按摩也是个不错的方法。
- 伸展运动。有时候一点普拉提或瑜伽伸展运动可以帮助减少一些肠道气体，缓解对肠道的压力，从而减少疼痛。
- 尽量不要憋屁。如果你确实有气体，那么让它出来也没关系。
- 非处方药可能有助于控制症状，请遵医嘱。

❓ 我为什么会放这么多的屁

我为什么老是放屁？打嗝放屁是很正常的事情，但是，过多的气体的确会令人尴尬或不舒服。

● 腹痛和胀气

IBS常伴有腹痛，腹痛和胀气通常是由于肠道积累过多气体，这些是最常见的IBS症状，这种症状通常在排便或放屁后消失。排气、胀气、放屁——不管你怎么称呼它，它都是肠胃系统的正常功能。事实上，经历放屁和肠胃胀气让我们知道，我们有一个健康的肠道，它正在喂养我们的良好肠道细菌！目前，对于什么是正常的排气量还没有达成共识，但是每天排气15～30次似乎是合理的。

● 我们的肚子里为什么会产生那么多的气？

除了我们的消化能力不佳之外，排气主要是由我们结肠的肠道细菌产生的。到达结肠时还没有完全消化的食物，尤其是称为FODMAP的短链碳水化合物，会被肠道细菌吃掉，它们释放的副产品就是气体。例如菜花、蘑菇，还有豆子、谷物食物

（小麦、黑麦、大麦），含有特别高的不可溶纤维，较难完全消化，当纤维完整地到达大肠，肠道中的细菌会利用纤维获取能量，进而产生气体，排出体外；其次，乳制品中含有乳糖，当人体中的乳糖酶不足时，乳糖就会难以消化，导致腹胀、肠道气体增多，变成放屁；如果摄取含大量果糖的食物，比如苹果、高果糖玉米糖浆或蜂蜜，也容易引起腹胀、放屁等现象；至于碳酸饮料内有大量气体，这些气体基质被困在肠胃道中，最终就会以屁的形式排出，当然，口香糖也是问题食物之一。

我们吃饭、睡觉或说话时吞下的额外空气也会产生排气。狼吞虎咽、进食速度过快，或是在用餐过程中不断说话，都可能造成吞咽时吸入大量的气体，一旦累积到一定的量，便会以打嗝或放屁等方式排出，而且放屁的频率较高而密集。

在一些研究中，不平衡的肠道菌群，已被证明会引起腹胀、打嗝和放屁[1, 2]。人体肠道中的坏菌约占了20%，坏菌主要特点就是会分解没完全被吸收的脂肪跟蛋白质，进而转成具有臭味的"硫化氢"和"氨"，也就是臭屁。如果不是脂肪或蛋白质吃太多，却常常放臭屁的人，就要特别小心肠道菌分布不平衡，"坏菌群"过度繁殖增加，在肠道内产生气体。

不过，有时候放屁和肠胃胀气也会成为问题，这些问题可能是：

● 频繁放屁。

● 放屁时腹部疼痛。

● 特别臭。

● 与腹胀或腹鸣、肠道噪声和隆隆声有关。

这些都是IBS的常见症状。发表在《肠道》杂志上的一项有趣的研究比较了健康人和患有IBS的人的肠道。他们发现，当进食高FODMAP食物时，健康的参与者和IBS参与者都会有更多的排气和腹部不适，而IBS参与者则有更多的疼痛和不适。

在另一项针对15名健康志愿者的小型研究中，每天摄入50克FODMAP的饮食比每天只摄入9克FODMAP的饮食所产生的气体明显更多[3]。这告诉我们，对于大多数人来说，吃多的高FODMAP食物都会产生气体，但是IBS朋友会更敏感，因此，也会经历更多的不适。

[1] Anal gas evacuation and colonic microbiota in patients with flatulence: effect of diet.

[2] Reduction of butyrate-and methane-producing microorganisms in patients with Irritable Bowel Syndrome.

[3] Manipulation of dietary short chain carbohydrates alters the pattern of gas production and genesis of symptoms in irritable bowelsyndrome.

Tips

　　放屁是个正常与健康的生理反应，只不过如果放屁过于频繁就得注意并设法改善。我们能做点什么来减少放屁呢？

- 尝试实施低FODMAP饮食。由于肠道中的细菌发酵是产生气体的关键原因，而且由于FODMAP的发酵速度比其他食品更快。因此，对于那些容易胀气的人，尝试低FODMAP饮食是有意义的。
- 细嚼慢咽。注意吃东西的速度，放慢进食速度和充分咀嚼能够减少吸入的空气量。
- 运动，比如瑜伽。这可以帮助肌肉收缩排气。
- 避免咀嚼口香糖和饮用碳酸饮料，这些会产生额外的气体。
- 把屁放出来，不要憋着，你会更舒服的。

故事专栏｜我是如何治疗肠易激综合征的？

　　在"我是如何治疗肠易激综合征"专栏中，我们会分享一些治疗肠易激综合征的案例，为了保护隐私，我们统一称呼他们为FODMAPPER。

　　在这个专栏中，你可以了解到：FODMAPPER如何缓解敏感肠胃？如何发现并实施低FODMAP饮食，感受如何？在"故事"里，你还会获得：FODMAPPER问题最多的食物以及FODMAPPER的心得体会和建议。

　　许多患有胃肠道症状的人通常会难以启齿，并保持沉默，我们的愿望是通过这个专栏来改变这种情况。讲述你的故事既可以治愈，也可以积极影响他人。故事里一定有我们的影子，希望对你我有所启发。

　　我是一名外科整形医生，但我依然没有能力控制自己的症状——肠易激综合征，它似乎总是超出我的控制范围。可能今天比较好，但是明天就会让我难以忍受。大约七年前，我开始出现腹胀、便秘、腹痛，还有一种排便不畅的感觉，不知道大家有没有这种感受？即使上完厕所，仍然觉得自己还要大便。这些症状很快就开始干扰生活的方方面面。

　　我开始不愿意去上班，不愿意参加社交活动，因为每天早上都要花很长时间来处理肠道问题，而且还会面临随时随地找厕所的尴尬。我喜欢打网球和踢足球，但有时因为腹痛，无法锻炼。我对外出吃饭、约会、参加社交活动感到焦虑，因为我必须对吃的东西非常小心，而且我有点不好意思向服务员说出我的饮食需求，我怕大家误会，也害怕扫大家的兴。我已经忘记了是什么导致了我的IBS症状，但我记得我用过很多方法，毫无效果。

　　我了解到低FODMAP饮食后，开始断断续续地接受低FODMAP食物，但让我改变饮食习惯还真有些不适应，毕竟有些东西已经吃了很多年了。一开始，我感到不知所措，因为它看起来很复杂。我觉得我找不到任何"安全"的食物，所以我没有坚持下去，我的症状几乎每天都在持续。最重要的是，有些食物本来是低FODMAP的，但还是会让我产生症状，这就让我更加困惑和沮丧，比如鸡蛋和豆腐，这些容易不耐受的食物也需要注意。

　　受此启发，我开始研究自己的低FODMAP食物清单，并积极去咨询心理咨询师。重要的是要自己积极管理症状，而不能总是依靠别人。我开始严格坚持遵循这种饮食法，症状明显减轻，虽然症状偶尔会反反复复（我总结的症状反复的原因是我吃了不该吃的食物），但我感觉自己能更好地控制，我尝试去吃让我开心的食物。

　　我仍在与肠易激综合征作斗争，与之前对比，感觉好很多，我有能力控制好自己的症状，以前真的力不从心。我虽然还是有点害怕外出吃饭，但我不再为参加社交活动而焦虑，与朋友聚会聊天反而让我开心，我发现心情愉快确实会减轻症状。我经常与我的家人谈论我的症状和低FODMAP饮食，他们非常理解我。我的爱人为我做饭，不厌其烦地阅读食物配料表，查询食物FODMAP信息，帮助我设计每日的饮食计划。

　　她说：你好，我就会感觉很开心。所以，大家一定要努力。

问题最多的食物：

☆ 豆类、坚果、梨、西瓜、苹果、柿子

☆ 大蒜、洋葱、玉米、西蓝花、菜花、芦笋

☆ 大多数包装食品

吃了没问题的高FODMAP食物：

蜂蜜、芒果、乳制品

这些是我的建议：

- 制定属于自己的饮食。你至少要知道吃什么行，吃什么不行。还有，调整饮食和生活方式，害怕的是自己不改变还埋怨反反复复的症状。
- 告诉朋友和服务员你的需求。虽然害怕吃错东西，但我会详细地询问服务员，表达我的饮食限制——不值得花钱去吃一顿让自己遭罪的食物吧。
- 注意食量。避免狼吞虎咽，大快朵颐。任何食物都要注意量，没有问题的食物吃多了也会有问题。
- 我有个心得体会是，吃想吃的食物，不想吃的食物千万不要吃，说不定就是不想吃的食物引起了症状。

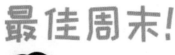

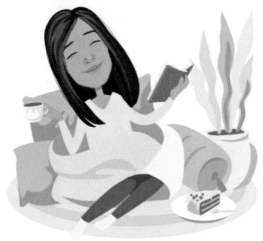

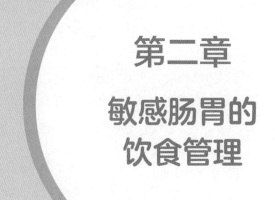

第二章

敏感肠胃的
饮食管理

本章描述敏感肠胃一系列症状触发因素的饮食管理，包括脂肪、谷物、纤维、乳糖、果糖、多元醇和低聚糖；介绍FODMAP的概念和功效。

极易触发肠胃敏感症状的食物

　　处理IBS最困难和最令人困惑的方面之一是试图找出哪些食物会加重症状，因为食物诱因因人而异。富含FODMAP的食物会被认为是导致某些人消化系统症状的原因，这些食物在肠道中不能被很好地吸收，从而会引发IBS症状。但引发症状除了FODMAP之外，还有其他已知与食物相关的诱因影响着我们——即便这些食物是低FODMAP食物，但依然极易引发症状，找到这些食物是管理IBS症状的重要方面。

● 酒精

　　首先，并没有完全的研究证据证明喝酒会造成IBS，但酗酒一定会造成肠胃问题。酒精能使胃黏膜分泌过量的胃酸，大量喝酒后，胃黏膜上皮细胞受损，诱发黏膜水肿、出血，甚至溃疡、糜烂，导致胃出血。如果你需要酒，除了饮用低FODMAP酒类外，需要把酒精饮料限制在一杯的量，每周至少3~4天不喝酒。喝酒的时候，一定要先吃点食物，不要空腹喝，因为食物会减缓酒精在胃里释放的速度。

● 咖啡

　　咖啡因能自然地增加肠道的活动力，通常会引起疼痛的痉挛和腹泻。如果一定要喝含咖啡因的咖啡或茶，只喝一杯，务必降低浓度；可以选择无咖啡因咖啡，在星巴克等大型连锁咖啡店有卖。如果咖啡完全不耐受，请放弃。另外，含咖啡因饮料会干扰睡眠。

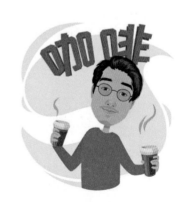

● 碳酸饮料（汽水）

　　碳酸使消化道充满空气，进一步导致胀气和腹胀，加重IBS症状。避免所有碳酸饮料，如果实在忍不住了，那就来瓶无糖可乐吧。当然，喝了可能依然会产气。另外，完全避免喝"能量饮料"（功能性饮料）。

● 口香糖

在无糖口香糖中使用的木糖醇，属于典型的高FODMAP，虽然也有个别口香糖虽然不含高FODMAP成分，但依然要记住：嚼口香糖的后果是吞咽过多的空气，导致腹胀、打嗝，这虽然听起来有点不可思议。同样的，还有各种各样的糖果……

● 脂肪和油炸食品

很多朋友，经常问"炸鸡"能不能吃，"薯条"能不能吃，从FODMAP含量上来说，不是主要问题。问题是，这些食品大都归类为"垃圾食品"，难以消化，会增加小肠和大肠的分泌物，从而导致胀气、痉挛、腹胀和腹泻。脂肪可以提高食物的味道，使菜肴风味丰富，但脂肪也是IBS朋友的一个常见食物诱因，如果脂肪让你产生症状，那就控制饮食中的脂肪含量。除了油炸食品，限制食用坚果、坚果酱、纯素蛋黄酱、纯素黄油（人造黄油）、甜点等，还有过度加工的零食需要限制。

● 辣椒

辛辣的食物通常都含有富含辣椒素的辣椒。辣椒素会刺激口腔、胃和消化道，对许多IBS患者来说，它还会引发一些症状。如果你喜欢辛辣的食物，吃的时候要适度，或者把辣度调低一两个等级，尤其是当辛辣的香料会加重症状的时候。

● 鸡蛋

很多人在查询"茶叶蛋"能不能吃，"卤蛋"能不能吃，"蛋黄"能不能吃，"蛋清"能不能吃，即使它们属于低FODMAP食物，但依然会存在一个问题——"不耐受"。鸡蛋是重要的过敏原和不耐受食物，如果你持续有症状，很可能是它引起的。

● 豆腐

豆腐虽是低FODMAP，但因为不同地区制作工艺不同，仍会有所差异。调查显示，豆腐的确会引发部分人的腹胀问题，更何况它还是常见的不耐受和过敏源食物。

● 坚果

坚果因为含油量大，即使是中低FODMAP食物，仍需要严格限制摄入。常见的中低FODMAP坚果有：瓜子、南瓜子、松子、榛子、花生、芝麻、夏威夷果、碧根果、巴西果，以及这些坚果制作的酱。

● 花生

油炸花生米、炒花生、花生酱虽是中低FODMAP，但吃多了也会腹胀。花生本身就是油料作物，再加上油炸，肠胃好的人也不建议多吃。

● 栗子

路边的糖炒栗子，平日里用板栗和米熬粥，美味但不易吃多，吃多了就很容易腹胀，消化不良。

● 小米

小米是中FODMAP食物，食用超过分量会引起不适。喝粥养胃并不适合所有人，不能一概而论。若有胃病，不能光靠养。粥并不能直接治疗胃病或根除导致胃病的元凶，治疗胃病靠喝粥多数是起心理安慰的作用，理性的做法是合理检查后针对性治疗，明确胃病具体是什么情况，由什么引起的，再对症治疗。但如果你喝了之后没有问题，那么小米粥是个很好的选择，当然也不能只喝小米粥，营养全面才最最重要。

● 红薯

很多朋友，听说多吃红薯缓解便秘，但这可能并不适合所有人。红薯是一种非常好的杂粮，但糖分多，肠道消化吸收功能差的话，多余的糖分会停留在肠道里发酵，使腹部产生不适感。胀气的朋友应慎食红薯。

● 土豆

这个不必多说，同样的食物，还有南瓜——偶尔会有朋友反馈说，吃南瓜腹胀，但不普遍。如果摄入淀粉，包括米类，产生明显腹胀或者伴随其他症状，要及时排除其他原因。

● 抗性淀粉

抗性淀粉（resistant starch）又称抗酶解淀粉，难消化淀粉，在小肠中不能被酶解，一旦到达大肠，细菌就开始繁殖发酵淀粉并产生气体。在许多方面，抗性淀粉类似于不溶性纤维，是常见的触发肠易激综合征的食物。

未煮熟或煮熟后冷却、干燥的淀粉含量高的植物性食物，如土豆、红薯、面食和米饭比完全煮熟的或热的食物含有更多的抗性淀粉；抗性淀粉的其他来源包括豆类、香蕉、生土豆，加工食品（如蛋糕、饼干、面包），腰果和生燕麦，只是举几个例子。如果你很难消化抗性淀粉，尽量少吃含RS的食物，彻底煮熟含淀粉类食物，避免吃剩下的凉土豆、大米和其他煮熟后冷却的高淀粉食物。

● 果脯／果干

几乎全部的中低FODMAP水果，制作成果干或果脯后，就是高FODMAP了，比如草莓干、葡萄干等果糖含量很高，还包括一些自制的浓缩新鲜果汁。所以，吃这些食物要适量。

● 其他极易引起症状的食物

- 过度加工食品，尤其各种复合酱料，比如沙拉酱和火锅料。
- 过多添加了糖的食物，比如可乐，尤其是精制糖和运动饮料、加工果汁和口香糖等，这些食品很容易引起腹胀、胀气。
- 高浓度茶。

如果你最近吃了文中提到的这些食物，并且症状反反复复，那就暂时把这些食物停掉一段时间，看看效果。如果尝试后没有任何问题，那就不要放弃它们，这些都是对我们身体极好的食物。

避免这些常见的甜味剂及相关食物

如果你在日常生活中遇到这些情况：吃口香糖感觉胀气；吃鸡蛋没有问题，但吃蛋糕就腹胀；吃了些零食后开始嗳气，肚子咕噜不舒服；益生菌吃了不仅没有效果，反而加重症状。你可能并没有意识到这些食品中的添加剂可能会触发胀气，或引起腹泻，这些添加剂也被称为甜味剂或者代糖（表2-1）。

表2-1　常见甜味剂及相关食物

名称	FODMAP	常见添加食物
木糖醇	高	口香糖、无糖食品
山梨糖醇	高	口香糖、牙膏
甘露醇	高	果酱
麦芽糖醇	高	口香糖、果脯、糕点
赤藓糖醇	高	烘焙产品、糖果
果糖	高	水果中自然存在、软饮料
果葡（萄）糖浆	高	饮料
低聚果糖（FOS）	高	益生菌/益生元、酸奶
菊粉	高	益生菌/益生元、奶粉
聚葡萄糖	高	酸奶
高果糖玉米糖浆（HFCS）	高	饮料、果酱、零食
异麦芽酮糖醇	高	糖果、糕点

● 木糖醇

大部分人对"木糖醇"并不陌生，经常在口香糖中遇到它们。食用木糖醇不会引起龋齿，被广泛用于口香糖、巧克力、硬糖等食品。作为一种甜味剂，在健康饮品、润喉药物、止咳糖浆等产品配料表上也会发现木糖醇；作为一种广泛使用的代糖，特殊用途的食品如减肥餐，糖尿病人产品也广泛使用。可以说，木糖醇在"无糖食品"中随处可见，所以在选择无糖食品时尤其要注意。

● 山梨糖醇

2013年3月上海出入境检验检疫局销毁了2.7吨雀巢巧克力棒。被销毁的雀巢巧克力棒含有过高的山梨糖醇，这是一种甜味剂，过量食用可能导致肠道问题。山梨糖醇有一定倾泻剂效果，并不建议孩子以及IBS等"肠胃敏感星人"食用。大剂量食用会导致腹泻、肿胀和胀气等问题，甚至还能引起腹绞痛。

浆果、苹果、梨、桃子和李子等水果天然含有山梨醇。作为一种常见代糖，山梨醇经常作为添加剂给口香糖、饮料和冰激凌 / 雪糕等食品增加甜度。此外，它还常见于一些专为糖尿病人生产的无糖食品中。

● 甘露醇

甘露醇是一种多元醇或糖醇，由于甘露醇具有特殊的物理和化学性质，因此在食品、医药和化工等行业有着广泛应用。无糖糖果或果酱中大多用的是甘露醇。

● 麦芽糖醇

麦芽糖醇是一种经常作为糖替代品的糖醇，它的常见副作用包括胀气、腹泻、脱水和头痛。麦芽糖醇包含的大分子不容易被身体吸收，因此会进入小肠和大肠，并在这里发酵。上述这些副作用主要是发酵引起，但具体情况因人而异。当然，有些人摄入这种糖醇没有任何不良反应，其他人则可能因此而生病。不过，一旦麦芽糖醇离开身体，这些症状就会自然消失。麦芽糖醇甜味柔和纯正，对酸、热稳定，适于加工口香糖、糖果等。另外，麦芽糖醇具有极好的护色作用，用于加工果脯、果冻、腌渍物等，还能延长果蔬的保鲜期，所以也用于面包、糕点中延长保质期。由于可抑制体内脂肪积蓄，防止肥胖，用作奶油糕点等高脂肪食品的甜味剂。

> 　　木糖醇、山梨醇、甘露醇、麦芽糖醇是最常见的甜味剂，所以很多产品也会选用糖醇来代替白糖作为调味品，兼顾饮料和食品的口味与特殊人群身体健康的保障。

● 赤藓糖醇

对酸、热十分稳定，广泛用于巧克力、烘焙制品、软饮料、糖果等。

● 果糖

果糖存在于许多水果、蜂蜜和高果糖玉米糖浆（HFCS）中。作为甜味剂，广泛存在于软饮料中。尽管适量食用果糖不是坏事，但了解食品成分对保持身体健康有很多好处。

● 果葡（萄）糖浆

果葡糖浆的主要应用场合是液体饮料，你会在大部分的液体饮料中，发现它们。

● 低聚果糖

细心的朋友往往发现，食品配料表上的许多成分令人难以理解，其中就包括经常出现在健康食品或低糖乳制品中的低聚果糖。虽然它有时会被误解为是一种人造食品添加剂，但低聚果糖实际上是一种源自植物的物质，很多水果、蔬菜中均存在低聚果糖，它经常被添加到许多食品中增加甜味或改善质地。

低聚果糖被认为是一种益生元，它由嗜酸乳杆菌和乳酸菌等肠道有益细菌消耗，并导致它们迅速繁衍。据说低聚果糖被添加进酸奶、酸乳酒和果汁饮料就是因为这一原因，这些食品本身也对益生菌有好处，而低聚果糖能进一步强化这些益处。很多益生菌产品或益生元含有低聚果糖，在选购益生菌产品时需注意识别。过量食用益生元（特别是低聚糖类）有导致腹部不适和胃胀气的可能性。

● 菊粉

菊粉由菊苣根制成，膳食纤维含量高，作为一种新兴广泛的甜味剂替代品，是一种常见的IBS触发器，大多添加在益生元或益生菌中。目前，菊粉已经广泛应用于乳粉、奶片、饮料、凉茶中。要仔细阅读产品标签。

● 聚葡萄糖

如果留心看过超市货架上产品的配料表，经常会看到一种叫聚葡萄糖的食品原料，它所在产品的外包装上，也往往会出现"特别添加膳食纤维""膳食纤维有利于正常肠道功能"等用语。聚葡萄糖广泛被添加进酸奶、布丁、冰激凌、饼干和减肥饮料等低纤维食品中提高膳食纤维数量。

● 高果糖玉米糖浆（HFCS）

高果糖玉米糖浆已经越来越多地应用于日常食品中，虽然它在国产食品中可能并不常见，但要记住下一次进超市买东西时，一定要检查配料表。

● 异麦芽酮糖醇

异麦芽酮糖醇的最常见用途是当作无糖糖果、止咳糖和其他商业食品的添加剂使用。由于不会像糖一样导致牙齿腐烂，因此许多牙膏还用它改善味道。这种物质还能延长保质期，有时用于早餐谷物，饼干、烘焙面包和松饼等制品，当作防腐剂使用。摄入太多异麦芽酮糖醇食品会导致反胃和腹胀，还会造成疼痛等问题。

> ## Tips
>
> 　　规定添加量、合格的食品添加剂对人体并没有坏处，但是，长期过量摄入也会对人的身体健康造成一定损害。同时，很多标明"低糖""无糖""低热量"的甜食并不是真的无糖，其中所使用的甜味剂虽然热量很低，甚至无热量，但是大多数会增加食欲，反而使热量的摄入增加。人造甜味剂作为一种糖醇有时会因为过量摄入而造成恶心、痉挛和腹泻。甘露糖醇、山梨糖醇、木糖醇、麦芽糖醇和异麦芽酮糖醇都是糖果制造商最常用的糖醇，在吃甜食后胃痛有可能只是与放纵饮食有关。虽然偶尔胃部不适并不罕见，但在吃完甜食后持续性恶心就可能存在严重原因。尽管一罐饮料包含的糖分不会给健康带来损害，但确实有必要避免吃太多含糖量高的食品，尽量选择接近自然状态的食品是避免摄入太多糖的最佳方法。所以学会阅读成分标签很重要，我们将在低FODMAP生活方式中进一步讨论。

❓为什么我多吃膳食纤维，症状反而严重了

我经常听来自朋友和医生的建议："多吃点膳食纤维吧。"但事与愿违，肠胃敏感症状反而更加严重了。由于这个原因，许多患有IBS的朋友开始害怕纤维，因为他们认为纤维会加重症状。了解了FODMAP食物引发肠道症状的原理之后，你就会知道为什么出现这种情况了：许多高纤维食品含有大量FODMAP。FODMAP方法的好处在于，纤维带来的麻烦能够被清楚地识别并剔除。这将能

够让你在不担心的情况下充满信心地吃高纤维食物，只要它们是低FODMAP食物或者已经被确定对你没有不良影响的FODMAP食物。事实上，对低FODMAP饮食的研究表明，无论主要问题是便秘还是腹泻，它都可以改善IBS患者大便的性状。

为什么我们总是被告知要多吃纤维？原因很简单，它能填饱肚子，它可以预防心脏病和糖尿病，它帮助我们更容易和更频繁地排便，但是如果你对FODMAP敏感或者有腹泻型肠易激综合征，你最不想做的事情就是更频繁地排便！事实证明，你只需要正确选择纤维种类就可以了。

✓ 可溶性纤维吸收适量水分，减少便秘和腹泻，通常存在于水果和蔬菜中：橘子、橙子（可榨汁，适量）、覆盆子、蓝莓（适量）、胡萝卜、红薯（适量，容易腹胀）、燕麦、南瓜子、糙米。

✓ 不溶性纤维（不吸水，在许多高FODMAP食品中都有）会加重IBS症状。

通过每餐吃一种富含纤维的可溶性食物和一种蛋白质来获得每日所需的纤维。

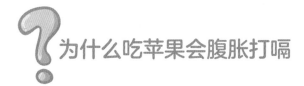

为什么吃苹果会腹胀打嗝

你一定听说过"一天一苹果，医生远离我"这句话，但它真不是说给我们"肠胃敏感星人"的，吃了它不仅不会远离医生，还会腹胀打嗝、臭屁连连。苹果是个好东西，但它也是问题最多的食物之一，你可能早就发现了，吃苹果会非常容易胀气。

● 为什么吃苹果会胀气？

当然是FODMAP在作祟。苹果是FODMAP中问题最多的食物之一，它含有大量的果糖和山梨糖醇，大部分人会出现不耐受情况，这也是为什么很多人吃苹果腹胀的原因。这可不是随便说的，有数据为证：大约三分之一的人都有果糖吸收不良的经历，在患有功能性肠胃疾病（FGID）的人或克罗恩病的人中概率更高；多元醇吸收不良是一种很常见的情况，超过一半的人都有这种情况。

FODMAP在许多普通食物中都有，例如：在大蒜、洋葱、黑麦和小麦中含有果聚糖；在豆类和坚果中发现低聚半乳糖；乳糖存在于奶制品中；果糖存在于许多水果中；多元醇存在于一些人造甜味剂（如木糖醇）、水果（如牛油果、黑莓、苹果）和蔬菜（如花菜和蘑菇）中；一种食物中也有可能包含多种FODMAP类型，如苹果、西瓜、梨。

● 不吃苹果那我能吃点啥？

苹果很有可能在其他饮食计划中建议食用，因为这些食物富含纤维，营养丰富，热量低——这可是减肥三法，但在低FODMAP饮食中是禁止的。如果你平常喜欢吃苹果制品，但又找不出腹胀原因，那么短时间内就不建议摄入过多苹果了，这包括苹果酒、苹果汁、苹果干、苹果酱、苹果派。

就把它们换成一些不容易引起腹胀的食物，用蓝莓、葡萄等代替苹果。当你想要一种速食水果时，选择蓝莓，它不需要剥皮或刀切，和苹果一样甜。最重要的是，它们是天然抗氧化剂，这要归功于花青素，正是花青素赋予了它们抗氧化的能力。但是要记住，蓝莓是中FODMAP食物，任何东西吃太多，即使是正确的食物，都会导致症状发生。

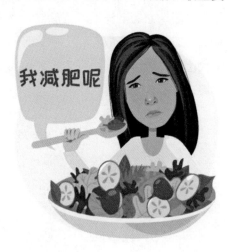

总而言之，不是天天只吃苹果，就可以身体健康。身体健康来源于饮食的多样化，而不是仅仅依靠一种水果或蔬菜。当然，如果你吃苹果没有任何问题，放心吃就好。

为什么喝牛奶会腹泻腹胀

相信很多朋友对牛奶问题都会有些困惑。牛奶是人类优质蛋白质和钙的重要来源，牛奶中含有较多乳糖，但如果人体小肠内缺乏乳糖酶或乳糖酶活性较低，则不能很好地将乳糖转化为单糖吸收，会产生一系列不耐受症状，如腹胀、腹痛、腹泻等。这不仅可能引起某些胃肠道疾病的误诊，也会影响牛奶中营养成分的利用，尤其是钙的吸收。目前认为成人牛奶不耐受主要是由乳糖所致。

● 乳糖不耐受的发生机理

许多人有"乳糖不耐受"——一种被称为乳糖吸收不良的消化问题，这种人通常缺乏足够的乳糖酶。乳糖酶是分解乳糖所必需的酶。乳糖酶把乳糖分解成两种单糖：葡萄糖和半乳糖，这样它们才可以被小肠吸收到血液中。当乳糖酶缺乏时，摄入的乳糖不能被消化吸收进血液，而是滞留在肠道。在肠道细菌发酵分解乳糖的过程中会产生大量气体，造成腹胀、放屁。过量的乳糖还会升高肠道内部的渗透压，阻止对水分的吸收而导致腹泻。

由于中西方饮食习惯的不同，乳糖不耐受在亚洲人身上更为常见。乳糖不耐受也会随着年龄的增长而增加，因为分泌的乳糖酶减少了。乳糖酶缺乏是正常现象，一般认为与世代形成的饮食习惯不同所造成的遗传基因突变有关，不存在对乳糖的适应性。大多数乳糖不耐受的人仍然会分泌一些乳糖酶，可能耐受少量乳糖而不会出现消化问题，所以大多数有乳糖不耐症的人仍然是可以喝牛奶的，只是不能过量。

有胃肠道疾病的人，如IBS、IBD，表现出较高的乳糖不耐受率。《杭州市区人群主观乳糖不耐受流行病学调查及乳糖酶基因多态性研究》显示：54例主观乳糖不耐受者采用《罗马IV（ROME IV）标准》来诊断，有35例为肠易激综合征，其中实际乳糖不耐受29例，乳糖消化不良3例，乳糖正常消化3例。

● 乳糖不耐受与"牛奶过敏"

牛奶过敏与乳糖不耐受不是一回事。牛奶过敏实际上是对牛奶中的蛋白质过敏，是因为免疫系统误把正常摄入的牛奶蛋白质当成入侵的敌人，引发一连串的免疫反应来对抗敌人，就有可能导致呕吐、腹泻、皮肤红肿、哮喘等症状。过敏人群需在日常饮食中注意避免牛奶的摄入。

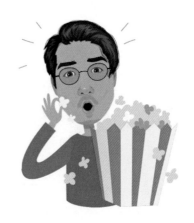

● 乳糖酶缺乏的检测方法

乳糖酶缺乏的检测方法很多，其中氢气呼气试验因简便、敏感、可靠和非损伤性等特点成为最常用的检测方法。

> 乳糖吸收不良可以通过使用氢呼气试验（HBT）测试。在实施低FODMAP饮食法之前接受这样的测试，会很有帮助。如果你发现自己没有乳糖吸收不良问题的话，就不需要限制自己吃含乳糖的食物。

但需注意的是以下几种情况会影响检测结果，试验前应尽量避免这些影响因素：

- 机体小肠细菌过度生长会产生假阳性结果。
- 部分人群可因机体肠道菌群不产氢气或服用大量抗生素类药物而产生假阴性结果。
- 睡眠、吸烟、情绪变化以及试验前饮食等均会影响试验结果的可靠性。

● 乳糖不耐受能不能喝羊奶？

部分牛乳粉乳糖不耐受者食用羊乳粉后症状减轻甚至没有乳糖不耐受症状，是个别现象还是普遍现象？该类人群在乳糖不耐受者中占比多少？目前相关研究较少。《羊乳粉与牛乳粉引起乳糖不耐反应的比较研究》做了关于"成年牛乳粉乳糖不耐受者，羊乳粉引起的乳糖不耐受发生率及胃肠道反应是否与牛乳粉不同"的研究。结果显示：饮牛乳粉后乳糖吸收不良或乳糖不耐受发生率为93.3%（112/120），饮羊乳粉后乳糖吸收不良或乳糖不耐受发生率为94.6%（106/112），饮牛乳粉与饮羊乳粉后乳糖耐受性比较，差异无统计学意义。饮用两种乳粉乳糖吸收不良或乳糖不耐受者腹胀及腹痛首次发作时间、持续时间及严重程度评分差异均无统计学意义；饮用两种乳粉后排便增加发作时间比较，差异无统计学意义，排便增加次数比较，差异有统计学意义。

饮用牛乳粉乳糖吸收不良或乳糖不耐受的人群饮用羊乳粉大多仍为乳糖不耐受，饮羊乳粉后排便次数增加，腹痛、腹胀等症状无明显差别。

● 酸奶能不能克服乳糖不耐受问题？

《健康成人牛奶不耐受症的研究》显示：164名饮奶者中有39.0%的人出现过牛奶不耐受症状，经常出现症状者占9.1%，偶尔和有时出现症状者占29.9%。不耐受症状主要为：大便干燥等（36.5%），腹胀（13.3%），打嗝（12.2%），食欲减退（7.8%），排气多（7.8%），呕吐（6.7%），腹泻（6.7%），肠鸣（4.4%），腹痛（3.3%），皮肤过敏（2.2%）。症状多在饮奶后6小时内出现。饮酸奶者中有20.4%的人出现症状，多为轻度。

《酸奶能够克服"乳糖不耐受"的原因探究》表示：酸奶与牛奶的加工工艺不同，在发酵过程中20%～30%的乳糖被分解，含量明显下降，易于人体消化吸收。加之酸奶中的活性乳酸菌的代谢物可增加小肠乳糖水平，从而有效缓解和克服了乳糖不耐受的症状。

牛奶中的乳糖是导致喝牛奶腹泻的"元凶"。在牛奶发酵成为酸奶的过程中，乳糖部分变成乳酸和其他有机酸，因此会减少乳糖不耐受的问题。另外，乳酸菌本身也会产生大量的乳糖酶帮助人体消化乳糖，所以，乳糖不耐受的人适合喝酸奶，但还是建议选择无乳糖或低乳糖酸奶。虽然酸奶经过乳酸菌的发酵，但是其中的乳糖成分还会残留50%左右，所以胃肠道手术后的病人和腹泻患者仍需谨慎选酸奶。

● 乳糖不耐受解决方案

● 选择低乳糖或无乳糖牛奶替代。牛奶和奶制品不需要完全从饮食中去除，可以选择无乳糖牛奶制品。

● 补充乳糖酶。对于乳糖吸收不良或乳糖不耐受的人群，饮乳前可选择应用乳糖酶，这是理想的选择，对喜欢高乳糖食物和饮料的人来说，这是个好消息：可以从药店买到片剂形式的乳糖酶，还有液态的，都一样。吃含乳糖的食物时，可以同时吃上两片。包装上有说明，但一般的规则是，摄入的食物中乳糖越多，需要的药片就越多。

● 巧喝酸奶。

● 奶酪／芝士。奶酪经过发酵后乳糖已被分解，乳糖不耐受人群可以适量食用。

● 其他食物。乳制品的乳糖量含量也各不相同。因此，某些特定的乳制品也可以作为低FODMAP饮食法中的一部分。

● 激活体内乳糖酶。大多数乳糖不耐受患者都是原发性乳糖酶缺乏，这些人体内的乳糖酶只是随着年龄增长活性逐渐降低，但不会完全消失，其小肠黏膜还残留乳糖酶活性，可以消化一小部分乳糖。因此，通过少量多次饮用牛奶，可以重新唤醒机体内的乳糖酶活性，有效缓解乳糖不耐受症状。

● **对于乳糖不耐受人群来说，不能喝牛奶，如何保证钙的摄入？**

虽然乳制品是最普遍的钙质来源，但也并非唯一之选。乳糖不耐受人群想要获得充足的钙，平时饮食注意多吃以下几种食物（这些食物是按照钙含量排序）：

- 虾皮
- 芝麻
- 虾
- 蟹
- 豆腐
- 油菜心
- 扇贝
- 鲜牛奶
- 小白菜
- 鲫鱼
- 西蓝花（中FODMAP）
- 鸡蛋（如果耐受）

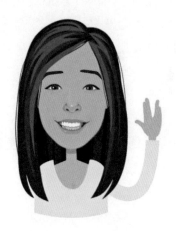

Tips

　　有意思的是，家猫也有类似的趋势：全球不少的家猫特别是亚洲品种，成年后乳糖不耐受，喝牛奶会拉肚子，而很多欧洲品种则因为类似的基因变异不存在这个问题。

　　这里有一点小知识：少量的含乳糖的食物通常是耐受的。事实上，大多数乳糖不耐症患者一次最多可以耐受4克乳糖。从另一个角度来看，一杯牛奶含有12～16克乳糖，所以虽然一整杯牛奶不好，但在茶或咖啡中加入一点点的牛奶，对大部分乳糖不耐受患者是可以的。如果实在不行，那就喝无乳糖牛奶或酸奶吧。

？为什么吃豆腐会消化不良

豆腐虽然是低FODMAP食物，但很多人吃了之后依然会产生胀气的现象，尤其是"肠胃敏感星人"。

● 我为什么吃豆腐不舒服

原因一：某次聚餐或不注意的饮食，吃坏了肚子

这是最常见的一种情况。我想你也不是一出生就不能吃豆腐的。也许在几年前，你对豆腐还非常热爱，把它当作蛋白质的主要来源，它的确是非常优质的蛋白质。但你一定会回忆起，是哪件事情让你对豆腐产生了厌恶，因为它们对你来说简直就是"毒药"。A君曾经做过食物特异性筛查，豆类对他来说，不是问题。但后来在饮食中发现，一吃豆腐，除了引起常见的肠胃症状外，还有一些类似于食物过敏的反应。我们了解到，在他做完食物特异性筛查后的某一天，朋友聚会吃了火锅，吃到了坏的豆腐，以至于引起他现在的这些症状。后来，他彻底放弃了豆腐，转而吃一些更优质的食物获取蛋白质。

原因二：食物不耐受

大豆是继鸡蛋、牛奶之后，常见的不耐受食物。许多食物，因为缺乏相应的酶而无法被人体完全消化，以多肽或其他分子形式进入肠道，在那里被机体作为外来物质识别，从而导致免疫反应的发生，产生食物特异性的IgG抗体。所以，如果不能及时改变饮食结构，不耐受的食物会继续形成复合物，加重原有的症状并不继续下去。很多人在进食豆腐或豆制品后会出现胃肠道反应，如腹泻、腹痛等，便是大豆不耐受引发的病症反应，很多医院尝试通过饮食的选择控制（如不吃豆制品）来缓解和治疗。

原因三：豆腐的制作工艺不同

常见的豆腐虽然是低FODMAP食物，但各个国家和地区的制作工艺不同：常见的普通豆腐是低FODMAP食物，但内酯豆腐、豆腐脑（豆花）就属于高FODMAP食物，当然这也与豆腐中添加的食品添加剂有一定关系；发酵的腐乳、臭豆腐，安徽的名菜毛豆腐等发酵类豆制品则属于中低FODMAP。

● **不吃豆腐，那我能吃点啥**

不仅仅是豆类，优质蛋白质来源多种多样。

- 大多数坚果（务必适量）
- 深海鱼
- 去皮鸡鸭肉
- 牛羊猪肉
- 牛奶和鸡蛋

有机食品

食用有机蔬菜、水果和谷物并不是低FODMAP饮食的一部分。然而，如果你经历了慢性消化症状，有一个敏感的消化系统，选择食用有机食品可以减少你对农药、化肥和其他有害物质的摄入，研究表明，农药残留超标可能影响神经、免疫、生殖、消化等系统的功能。农药残留的危害还与身体状况有关，肺、肝和肾功能不好的人以及孕妇、老人、儿童，受到的威胁相对更大一些。医学研究人员仍没有完全理解人们患上自身免疫性疾病的原因和方式，但已知的研究指向了以下3个关键因素：基因易感性，感染、环境诱发因素或者坏运气，饮食和生活方式。对于前两者，我们能做的非常有限，然而，我们能够指导自己，吃什么以及如何生活。毕竟，饮食和生活方式因素，比如睡眠、运动和压力管理等与身体的痊愈能力密切相关。这一点非常重要，因为这意味着我们这些"肠胃敏感星人"，可以通过正确的饮食和生活方式的改善来控制症状。

● **为什么建议你选择有机食物？——"卫生假说"理论**

"卫生假说"理论表示：过于干净可能会导致自身免疫性疾病。这个设想源自世界卫生组织的流行病学资料，资料显示在大多数非洲和亚洲的农村或传统社会中，自身免疫性疾病（如1型糖尿病和多发性硬化）非常罕见。同样地区的人迁徙到现代社会后，发病率会随之升高。现代社会带来的改变远不止多了消毒剂和消毒湿巾，还有包装食品和深加工食品，以及未经正常饲养的动物，过多使用农药和化肥的农作物。

我们来看一看，国内几个省份2020年抽检的农药超标的食用农产品都有哪些：江苏省的检测结果显示，韭菜是最主要的农药超标的食用农产品；山东省的检测结果显示，菠菜、韭菜、芹菜是最主要的农药超标的食用农产品；新疆地区的检测结果显示，菠菜是最主要的农药超标的食用农产品。从结果中显示，韭菜、菠菜和芹菜是农药超标的重灾区。除此之外，苹果类水果、核果类水果、浆果和绿叶蔬菜也是农药残留黑名单的常客。看到上面这些农药超标的蔬菜和水果，不用担心，有两个好消息告诉你：

好消息一

"有多少种农药"跟"有害健康"是两回事。不同的农药是针对不同的虫害或者病害，作用机理一般不同，即使有同类的农药作用会累加，也还是根据其"残留量有多大"，而不是根据"有多少种"判断是否有害。也就是说，如果每种的残留量都低于国家标准，那么危害可以忽略；如果残留量超标，那么即使只有一种也还是不合格产品。虽然农残并不可怕，但如果超标并长期积累，可能会对人体造成伤害。

好消息二

如果坚持低FODMAP饮食，那么短期内，很多上了黑名单的蔬菜和水果你是吃不到的，因为大部分都是高FODMAP食物。我们可以通过吃纯天然的、在当地种植的有机农产品，来做出一些改变，肯定有好处。

● **有机食物的选择**

首先，我们需要查看是否贴有机食物认证标志。需要注意的是，有机食品、绿色食品、无公害食品还是有区别的。接下来你需要选择摄入哪些食物来促进身体自愈呢？需要摄入肉类、海鲜、蔬菜、水果和健康的脂肪，食物的质量越高越好，种类越多越好。

选择草饲或牧场养殖而非用传统方法喂养的动物的肉

　　草饲，顾名思义：动物的一生只吃草！从保护动物权益的角度讲，用草喂养和在牧场养殖的动物，它们的心情更快乐，身体也会更健康；这些动物感染大肠杆菌的概率要远远低于用传统方法喂养的动物，尽管集中化养殖场使用抗生素已成惯例；草饲或牧场养殖动物的肉比用传统方法，如谷饲喂养的动物的肉营养密度更高；草饲或牧场养殖动物的肉的矿物质和维生素一般含量更高，ω-3脂肪酸和ω-6脂肪酸的比例更均衡；草饲或牧场养殖的肉和用传统方法喂养的肉相比，前者的水分更少，更精瘦，这意味着蛋白质含量更高！此外，前者的脂肪更健康。有意思的是，草饲或牧场养殖动物的肉比传统方法喂养的动物的肉在加工储存过程中更不易被氧化。这反映了其肉和脂肪中的抗氧化剂含量更高，味道更好。

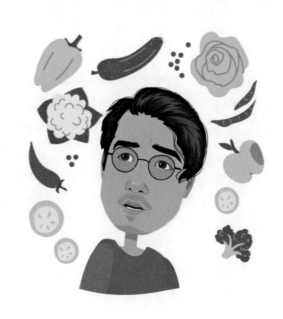

　　蔬菜、水果的质量非常重要

　　蔬菜、水果和肉类一样，其质量至关重要。你需要注意以下三点：

- 你要注意用传统方法种植农作物时农药的使用情况（杀虫剂和除草剂）和这些化学物质可能给肠胃健康带来的影响。
- 减少农药接触的最简单方法是尽一切可能购买有机农作物。
- 减少农药接触的另一方法是食用蔬菜、水果前削皮，削果皮可以去除大部分的农药残留。

　　网站购买、农场直购、超市及实体店，甚至当地老农摊位都可以购买到有机食物。自己种植有机蔬菜和水果也是个很好的休闲活动，你可以省钱，不用杀虫剂和化肥，还可以与大自然进行心灵上的交流。总体来说，无需过度迷恋有机食品。有机食品侧重于天然的生产方式，但并不代表更加营养。许多研究表明，有机食品的营养价值与普通食品相差无几。除了吃有机农产品，吃牧场养殖的动物的肉之外，还要减少使用塑料容器储存食物，并且绝对不要使用塑料容器来加热食物，如用塑料容器在微波炉中加热。减少塑料制品的使用和选择，保护我们的环境，就是在保护我们的身体健康。

故事专栏｜我是如何治疗肠易激综合征的？

附近有没有洗手间？最近的洗手间在哪里？这些问题经常困扰我。我从20岁左右就开始遭受腹泻、放屁、腹胀、腹痛和恶心的折磨。我感觉自己不是一个正常人，不能安心学习，考试也会很担心上厕所问题，焦虑时常伴随着我。参加工作后，我不能安心工作，尤其不敢跟同事外出参加活动。我总是担心我要吃什么，或者最近的厕所在哪里。其实我觉得蛮严重的，我都到了不愿意出去玩，不愿意出去吃饭的地步，这对我的社交关系产生了影响。我真的不喜欢去饭店吃饭，家里人也都很体谅我。如果有什么特别的日子我们一定要出去吃饭，我只会点一些简单的菜肴。

我后来接触到FODMAP饮食后，发现简单的菜肴也并不一定安全。所以，在当时我以为会很安全的菜，还是会出意外状况，尤其是工作餐，吃食堂必抓狂，也不知道是油的原因还是确实吃了不该吃的食物。因为我不知道哪些食物会让我抓狂，而且也害怕在同事面前跑去洗手间。

最早的时候，听很多人在介绍，吃面食养胃，多喝小米粥。但对我来说，这简直就是要命。接触到低FODMAP饮食后，我才知道面食是让我不舒服的原因。如果你在坚持吃面食，还找不到什么原因导致症状的时候，建议你先不要吃它们了。医生给我开了很多缓解腹痛、促消化、增加胃动力的药物，还有益生菌。直到我了解到了低FODMAP饮食，我看到了积极的效果，我明白了什么食物会引发问题，为什么会引起问题。我感觉还不错。

问题最多的食物：

牛奶、小麦、花菜、苹果、豆类（豆制品）。

吃了没问题的高FODMAP食物：

少量的高FODMAP问题不大，油煸洋葱、蒜、葱调味没有问题。

这些是我自己的建议：

● 要有耐心。我认同那句"现在不能吃的东西不代表以后不能吃"，先不要着急。

● 制作自己的食谱。我会制作自己的食谱，有非常简单的食物，可以在空闲时多做一些，把它们分成几份冷冻起来，这样随时可以吃，省时省事。
● 大家一定要多研究学习，翻阅一些专业的文章，会找到有用信息。

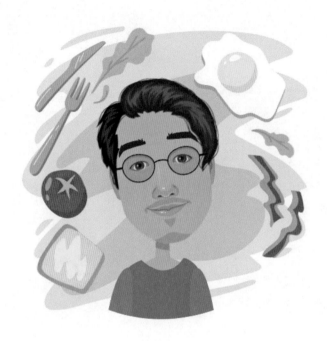

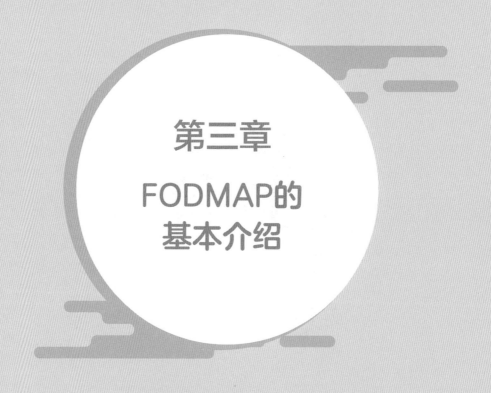

第三章

FODMAP的基本介绍

本章介绍关于FODMAP的基础知识：造成肠易激综合征的FODMAP是什么？这几个英文字母代表了什么含义？主要存在哪些食物中？

？什么是FODMAP

读到这里，大家对FODMAP一定不再陌生，我们在前面的内容中多次提到FODMAP。大家可能心存疑惑：这几个英文字母代表了什么含义？

● **FODMAP**

FODMAP是一种不易消化的短链碳水化合物，如果消化不良，在肠道中发酵会引起严重的消化应激。这是一个缩写词，在FODMAP分类系统中，FODMAP碳水化合物也是按类型分类的，你可能很熟悉其中的一些类型：

- Fructose——果糖，存在大多数水果和蔬菜中。
- Lactose——乳糖，存在牛奶等乳制品中。
- Mannitol——甘露醇，多元醇的一种，这些糖醇主要存在于人造甜味剂和口香糖中，但也天然存在于某些水果和蔬菜中。
- Sorbitol——山梨（糖）醇，与甘露醇一样，属于多元醇。
- GOS——低聚半乳糖，主要存在于豆类中。
- Fructans——果聚糖，在许多蔬菜和谷物中发现。

这些碳水化合物的成分在许多普通食物中都有。一个食物中也有可能包含多种FODMAP类型，如苹果、西瓜和梨。看到这里，你一定发现了，上面的这些词汇没有组成FODMAP，是的，这是食物中常见的FODMAP类型。为了更好地理解FODMAP，我们做了一个图，帮助了解：

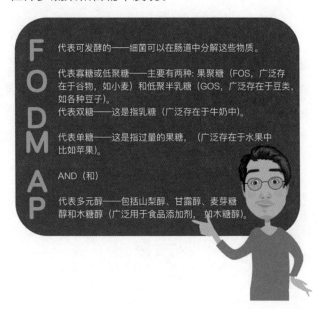

F 代表可发酵的——细菌可以在肠道中分解这些物质。

O 代表寡糖或低聚糖——主要有两种：果聚糖（FOS，广泛存在于谷物，如小麦）和低聚半乳糖（GOS，广泛存在于豆类，如各种豆子）。

D 代表双糖——这是指乳糖（广泛存在于牛奶中）。

M 代表单糖——这是指过量的果糖，（广泛存在于水果中比如苹果）。

AND（和）

A P 代表多元醇——包括山梨醇、甘露醇、麦芽糖醇和木糖醇（广泛用于食品添加剂，如木糖醇）。

> **注意**
>
> 不要把它与食物不耐受混淆，如低组胺饮食或低水杨酸盐饮食。

正如你所看到的，组成FODMAP的糖类主要有四种：低聚糖/寡糖、双糖、单糖和多元醇。这些糖类和多元醇是很难消化的短链碳水化合物，如果消化不良，会在大肠发酵。这个发酵过程吸收水分，产生二氧化碳、氢或甲烷气体，导致肠子伸展和膨胀。其结果是强烈的疼痛，明显的腹胀和其他相关症状。

FODMAP1：果聚糖

● 什么是果聚糖？

果聚糖和低聚半乳糖都是低聚糖，也称为寡糖（Oligosaccharides），即FODMAP中的"O"，它们是由两个以上的碳水化合物分子以链或分支的形式连接在一起。因为人类缺乏能够分解这些碳水化合物的酶，所以这些碳水化合物很难被每个人消化，并将它们的成分吸收到血液中。由于它们在到达大肠时没有被完全消化，所以可以被肠道细菌发酵。

最常见的低聚糖类型之一是果聚糖（FOS）。小麦，许多蔬菜（尤其是大蒜和洋葱），以及食品添加剂（低聚果糖、菊粉）中都含有果聚糖。在生活中，果聚糖可能是导致肠道症状的最主要的原因，因为小麦、大蒜和洋葱在人们的日常饮食中占有重要地位。

> 注意加工食品中隐藏的果聚糖。仔细阅读食品成分标签，谨慎选购含有低聚果糖、菊苣根提取物（菊粉）、大蒜粉、洋葱粉和脱水植物粉的食品。

● **哪些食物含有大量果聚糖**

含大量果聚糖的谷物

所有的小麦、黑麦或大麦制品都含有大量的果聚糖。

含大量果聚糖的蔬菜

西葫芦、大蒜、葱白、洋葱、茴香根、抱子甘蓝、皱叶甘蓝、甜菜根、洋蓟。

含大量果聚糖的水果

木瓜干、芒果干、蔓越莓干、西梅 / 李子、西梅干、话梅、杏、杏干、桃、西瓜、干枣、无花果干、柿子、柿饼、石榴、各类葡萄干 / 提子干、菠萝干、菠萝蜜干、龙眼 / 桂圆、香蕉、香蕉干、山竹干、红毛丹、泰国甜角 / 罗望子、斐济果。

含大量果聚糖的豆类

荷兰豆、嫩豌豆、黄豆、扁豆、红腰豆、黑豆。

其他含有大量果聚糖的食物

椰子粉、椰子糖、苋菜子粉、栗子面粉、腰果、开心果、枸杞、龙舌兰糖浆、金黄糖浆、糖蜜糖浆、茴香茶。

FODMAP2：低聚半乳糖

● **什么是低聚半乳糖？**

除了果聚糖（FOS）外，另一种类型的低聚糖是低聚半乳糖（GOS）。低聚半乳糖天然存在于大豆中。有时被称为半乳糖，可以在豆类中找到，包括黄豆、鹰嘴豆和小扁豆，因此经常出现在印度菜、墨西哥菜以及素食者的饮食中，这也是它们被禁食的原因。但IBS患者的GOS耐受性通常比FOS强。与其他益生元相比，GOS引起的肠胃胀气最少，有趣的是，它可能有助于减少消化问题。

● **主要存在于哪些食物中？**

大量存在于豆类

荷兰豆、黄豆、扁豆、豌豆、棉豆、红腰豆、红豆、黑豆、鹰嘴豆、豆奶、豆浆。

含大量低聚半乳糖的蔬菜

苦瓜、长南瓜/方瓜、冬南瓜、嫩豌豆、甜菜根、芋头、丝兰根。

其他含大量低聚半乳糖的食物

小麦粉、大麦、苋菜子粉、杏仁/扁桃仁粉、巴旦木/杏仁/扁桃仁（20粒）、腰果（10粒）、开心果（15粒）、释迦。

FODMAP3：乳糖

● **什么是乳糖？**

乳糖是一种双糖（Disaccharide），即FODMAP中的"D"。我们在前面的内容中介绍了乳糖不耐受——一种被称为乳糖吸收不良的消化问题，这种人通常缺乏足够的乳糖酶。乳糖酶是分解乳糖所必需的酶，当乳糖酶缺乏时，乳糖不能被吸收，并被肠道细菌发酵，因此会导致各种症状。

● 常见的含有乳糖的食物

乳糖是一个不必密切关注饮食分量的特例，如果你能忍受中等水平的乳糖，可能会大大扩展饮食选择。以下食物都含有乳糖，但这些食物被分成两个水平。

乳糖含量中等的食物

奶油（200克）、巧克力。

冰激凌球（不含别的高FODMAP成分，约2个球）。

乳糖含量较高的食物

全脂／脱脂／低脂牛奶、羊奶、市售酸奶、蛋奶沙司、炼乳。

FODMAP4：果糖

● 什么是果糖

果糖是一种单糖（Monosaccharide），即FODMAP中的"M"。果糖是存在于许多水果、蜂蜜和高果糖玉米糖浆（HFCS）中的糖。大约三分之一的人都有果糖吸收不良的经历，在患有功能性肠胃疾病（FGID）的人或克罗恩病的人中概率更高。

果糖吸收不良是由于果糖在小肠内没有被很好地吸收造成的。为了让果糖通过小肠内壁，它需要一种叫作GLUT5的转运蛋白的存在。在一些人体内，这种转运蛋白的数量减少了，因此导致吸收不良。幸运的是，吸收不良的程度受到葡萄糖浓度的强烈影响。当葡萄糖存在时，另一种称为GLUT2的转运蛋白被激活，促进果糖的吸收。因此，葡萄糖和果糖含量相等，或葡萄糖含量高于果糖的食物，可以适量食用而不会引起症状。这个结论对低FODMAP饮食中可以包含哪些食物起重要作用。例如，你可能会发现，糖在饮食中是被允许的，这是因为糖含有等量的果糖和葡萄糖。一般来说，如果食物中的果糖含量超过葡萄糖0.2克，IBS患者就会对食物产生问题。你不需要记住这一点，因为FODMAP的研究人员已经帮助我们做了计算！但是如果一种食物中含有过量的果糖并伴有其他一些有问题的FODMAP，葡萄糖匹配的益处将是有限的，因为它不会帮助其他FODMAP的吸收，所以依然会产生症状。因此，葡萄糖匹配可能对吃芒果有帮助，但对苹果却没有作用，因为苹果也含有山梨醇——添加的葡萄糖会平衡果糖，但对山梨醇毫无帮助。所以，通过葡萄糖匹配来平衡果糖和葡萄糖可能只对果糖吸收不良的人有益，不会帮助乳糖、低聚半乳糖（GOS）、果聚糖或多元醇的吸收。不管果糖和葡萄糖的比例如何，你的身体对果糖的耐受性是有限的，所以不要吃太多的果糖含量高的食物是很重要的。

果糖吸收不良不同于遗传性果糖不耐受（HFI），后者是一种严重得多的疾病。然而，果糖吸收不良不会对你的健康造成任何危害，只是会引起你不想要的消化症状而已。

> 遗传性果糖不耐受症是一种遗传性疾病，通常在婴儿时期就被诊断出来。症状通常在婴儿食用配方奶粉或婴儿食品后出现。遗传性果糖不耐受症的严重程度可能不同，但在最坏的情况下，它会导致肝脏疾病。

就像鉴别乳糖吸收不良一样，可以通过使用氢呼气试验（HBT）来鉴别果糖吸收不良。这样你就会知道是否需要限制果糖的摄入，还是可以在全过程中享用它。

● 哪些食物含有大量果糖

含大量果糖的水果

苹果、苹果干、西瓜、杏、芒果、梨、梨干、无花果、菠萝蜜干、山竹干、樱桃（车厘子）、博伊森莓、斐济果、圣女果、葡萄。

值得注意的是，水果可能含有果糖，但也含有其他FODMAP成分，我们将专门在后文中介绍。

含大量果糖的饮料

苹果汁、大部分加工果汁、朗姆酒。

含大量果糖的蔬菜

西蓝花苗、洋姜/菊芋、芦笋、黑蒜、蚕豆、树番茄（Tamarillo）、番茄干。

含大量果糖的甜味剂

椰子粉、椰子糖、龙舌兰糖浆、蜂蜜、糖蜜糖浆、高果糖玉米糖浆。

FODMAP5：山梨糖醇

● 山梨糖醇是天然存在于食物中的多元醇

多元醇是一种英文名称以"ol"结尾的糖醇，即FODMAP中的"P"，天然存在于食物中的两种多元醇——山梨糖醇和甘露醇，连同其他多元醇（木糖醇、麦芽糖醇和与多元醇有关的异麦芽糖和聚葡萄糖），常被用作食品添加剂，这些多元醇是产生腹胀气的罪魁祸首！多元醇吸收不良是一种很常见的情况，超过一半的人都有这种情况。除了导致肠道气体和腹胀外，多元醇还因具有通便作用而被认为是能够导致腹泻的强有效物质。如果多元醇被用作添加剂，它们的名称可能会列在成分表中。当你遵循低FODMAP饮食时，你会变得非常善于阅读食物配料表，并且善于发现多元醇。

● 多元醇类型主要包括

异麦芽酮糖醇、麦芽糖醇、甘露醇、聚葡萄糖、山梨糖醇、木糖醇。

● 含大量山梨糖醇的水果

牛油果、黑莓、苹果、苹果干、李子/西梅、西梅干、话梅、杏、杏干、桃子、梨、梨干。
车厘子（樱桃）、龙眼（桂圆）、荔枝、椰肉、椰蓉、椰子粉。

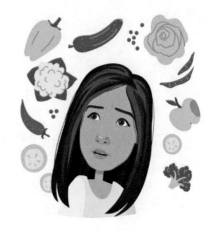

● 含大量山梨糖醇的蔬菜

青椒（菜椒）、尖椒（螺丝椒）、鲜玉米。

> **注意**
>
> 　　注意，含有人造甜味剂的食品可能含有山梨糖醇。阿斯巴甜和糖精不含山梨醇，但这并不意味着它们一定对你的健康有益！所以，少吃甜食。

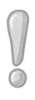

FODMAP6：甘露醇

　　甘露醇是另外一种常见的多元醇种类，与山梨糖醇一样天然存在于食物中，也常被用作食品添加剂。

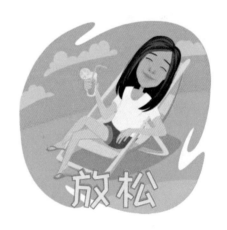

● **含甘露醇的食物**
主要存在于菌菇类
金针菇、花菇、香菇、口蘑、
牛肝菌菇（干）、波特贝勒菇。
偶尔会在某些蔬菜和水果中出现
花菜、芹菜、西瓜、桃。
也会在极少的豆类中看到它们
荷兰豆、嫩豌豆。

FODMAP为什么会引发肠胃症状

　　通过基础知识的学习，你了解FODMAP了吗？FODMAP可是被认为导致某些人消化系统症状的原因，所以，如果你存在腹胀、打嗝、腹泻、便秘等症状，各种检查后肠胃也没啥器质性病变，或者你被诊断为肠易激综合征，你应该考虑FODMAP问题。重要的是，它是经过了科学研究证实的。

那么，FODMAP为什么会引起肠胃敏感症状？简而言之，FODMAP是短链碳水化合物（糖）的集合，这些碳水化合物在肠道中不能被正确吸收，从而可能引发IBS患者的症状。当FODMAP到达小肠时，它们会缓慢移动，吸引水。当它们进入大肠时，FODMAP被常驻的肠道细菌发酵，从而产生气体。肠内多余的水和气体会导致肠壁拉伸和膨胀，并引发IBS症状。由于患有IBS的人的肠道高度敏感，因此拉伸肠壁会导致疼痛和不适的感觉，例如腹痛、腹胀、打嗝、放屁、便秘和腹泻。

①人们吃的FODMAP食物进入人体。

②当 FODMAP 到达小肠时，它们会缓慢移动，吸引水，可能导致腹泻。

③对于IBS患者，未被充分消化的FODMAP进入大肠，FODMAP被常驻的肠道细菌发酵，从而产生气体。

④当"坏菌"与肠道中的FODMAP相互作用时，它会引起一系列的症状，如腹胀、胀气和疼痛。

⑤不同的人对不同的FODMAP敏感，所以确定哪种是罪魁祸首非常重要。

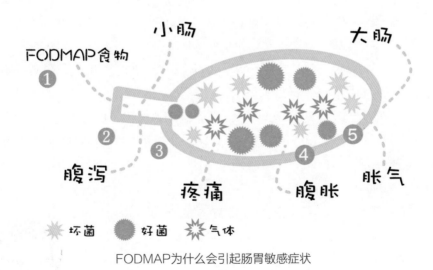

FODMAP为什么会引起肠胃敏感症状

● 莫纳什大学研究人员确定了FODMAP触发IBS症状的机制

FODMAP被认为是导致某些人消化系统症状的原因。有肠易激综合征的人与没有肠易激综合征的人相比有两个主要区别：第一，是有导致便秘或腹泻症状的"肠道运动障碍"；第二，是有在较低的刺激水平上就经历内脏器官的疼痛和不适的内脏超敏反应。然而，富含FODMAP的食物会加剧这两个问题，因此FODMAP被认为是导致某些人消化系统症状的原因。

肠道运动性障碍是什么意思？

肠道运动性障碍是医生和科学家用来描述消化道肌肉运动的速度和强度的术语。肠道运动障碍是指肌肉不能正常地、有规律地工作。快速的肠道运动使粪便通过肠道的速度过快，导致腹泻。缓慢的肠道运动导致大便干结性便秘和罕见的肠运动。

富含FODMAP的食物，容易触发肠道运动问题和内脏超敏反应，其原因有以下三个：

- FODMAP很难被小肠充分吸收。这意味着它们能够进入大肠，与肠道细菌相互作用。

- FODMAP会让小肠的渗透压增大，在小肠中产生不同程度上的渗透效应，增加小肠进入大肠的水量。这被认为是导致腹泻的原因。随着液体体积的增多，会对肠内壁的神经细胞产生压力，因此也会引起易感人群的神经疼痛。

- 在不同程度上，FODMAP也会被大肠杆菌发酵。这一发酵过程产生过多的肠道气体，会导致腹胀和胀气。这种过量的气体会对肠道内壁造成更大的压力，导致腹痛。

值得注意的是，FODMAP并不是导致消化不良的原因，它们只是对身体健康非常有益的正常食物成分。FODMAP产生的问题只出现在那些肠道运动障碍和有内脏超敏反应的人身上，对这类人来说，肠道运动障碍和内脏超敏反应都会因为碳水化合物消化过程中产生过量的液体和气体而加重。所以，低FODMAP饮食法被认为是治疗肠易激综合征的有研究支持的有效手段。这个饮食法会要求你避开所有含FODMAP的食物，即便那些食物你可能会经常吃而且很健康。在采用这个饮食方法的过程中，一旦确定是哪种成分让你感到不适，你就可以把不包含这种成分的很多食物重新引入到日常饮食中。大多数人发现他们对某些FODMAP的耐受程度会随着时间的推移而提高，也就是说，现在不能吃的食物，一段时间的暂停食用后，有可能可以吃它们了。

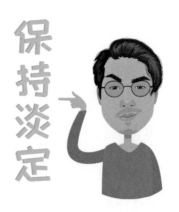

> 低FODMAP饮食的目的是帮助你摆脱IBS症状，如腹痛、腹胀、便秘、腹泻和胀气。这种饮食方法是在对含有FODMAP的食物进行科学研究后得来的。在开始的时候，要避免摄入所有含有大量FODMAP的食物，然后要系统地识别哪些特定类型的FODMAP会导致你的问题。这种饮食的目的是让你吃到各种各样的食物而不会出现症状。

因此，虽然这个饮食方法会限制你吃很多健康的食物，但是在仔细计划后，你依然可以采用低FODMAP饮食法，并且依然能通过吃多种不同食物的方式来保证获得足够的营养。

FODMAP不耐受的简单诊断

即便你可能明白了什么是FODMAP，但会对"低FODMAP饮食是否适合我"而心存困惑。所以，有很多朋友会问道：我的症状是否由FODMAP食物引起？低FODMAP饮食会对我的症状有效吗？低FODMAP饮食对我没用怎么办？事实上，我们花了大量的时间、金钱，看过无数的医生，或者尝试了大量的药物、益生菌和奇效疗法，但许多人仍然被误诊或漏诊。为了解决这些困惑和问题，我们制作了这张图表，让你对如何有效、全面管理自身症状有一个基本的认识，另外也方便你对症下药。

- 我们在指引图中提到"乳糜泻"是因为：患者可能同时患有乳糜泻和肠易激综合征，也可能只有其中一种问题，但是乳糜泻和肠易激综合征导致的症状相似。患有乳糜泻的朋友需要严格控制无麸质饮食；而没有乳糜泻的肠易激综合征朋友可以根据自己对含麸质食物的消化能力和耐受程度适当尝试含麸质的食物。这需要首先排除是否有乳糜泻问题。
- 我们在指引图中提到"食物不耐受"是因为：食物不耐受常常是导致肠易激综合征的原因，如果能够从根本上找出让朋友们不耐受的食物，能在很大程度上改善症状。

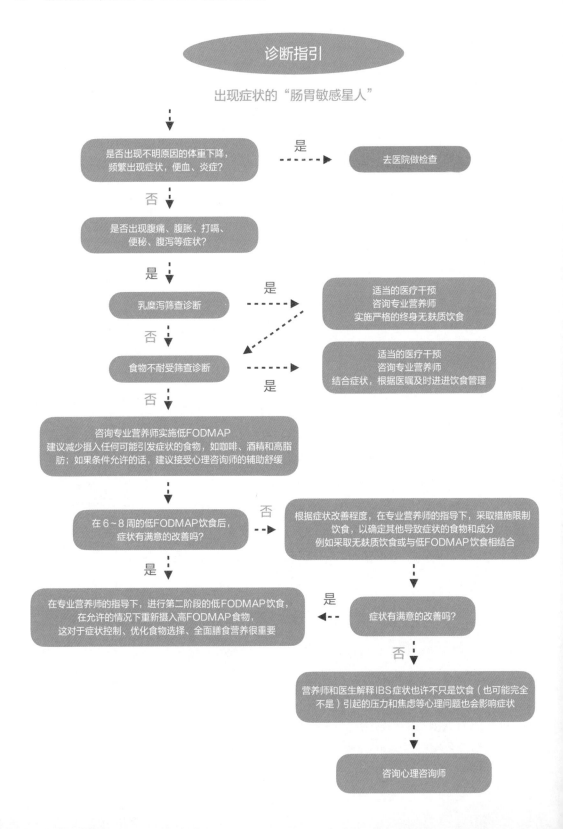

实施低FODMAP饮食前的初步饮食评估

这是一个需要做好准备的饮食：第一，IBS有自己的诊断方式，并不是随意确诊的；第二，并不是所有的人都会有IBS；第三，IBS很有可能伴随小肠细菌过度生长、食物过敏和不耐受；第四，低FODMAP饮食是一种治疗IBS的科学饮食方法，不是一时兴起的时尚饮食或者什么减肥食疗，确保吃的食物被身体很好地吸收，进而缓解IBS症状。所以，在你热切地想要着手开始第一阶段的饮食之前，需要考虑和安排很多事情。

● 看医生

在开始这种饮食之前，你需要看医生，明确症状产生原因，对症下药。许多病症的症状与IBS相似，不要尝试自我诊断IBS或其他疾病，因为它们可能有不同的病因和不同的治疗方法，这是非常重要的。为了确保你的症状接受正确的治疗，建议通过医生进行正确的诊断，医生会在建议你开始这种饮食方法之前需要做哪些检查。

● IBS的诊断测试

医生有一套诊断标准，称为"罗马IV标准"（Rome IV criteria），用来对IBS做出准确诊断。

> **注意**
>
> 如果你正在经历慢性消化问题，有必要看医生。许多其他健康问题的症状与IBS非常相似。确保准确的诊断是很重要的，这样在开始遵循低FODMAP饮食之前，你就可以确保得到了最佳的治疗。

● 咨询专业营养师和心理咨询师

一旦被诊断为IBS，你应该向一位合格的营养师寻求有关调整饮食的具体建议，他们通常接受专门的培训，以支持有特殊健康问题（如消化问题或糖尿病）的患者。在预约之前，最好记录下你一周吃的食物，以及这一周经历的症状，这就是所谓的"饮食日记"。一旦有了诊断，专业人员将提供专业建议，告诉你应该限制哪些食物，用什么来代替。

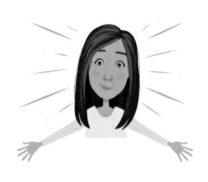

如果你感到焦虑，寻求心理咨询师的帮助。

● 停止食用刺激肠胃的食物

你是不是很纳闷，明明饮食很注意，但烦人的症状依旧没有消失？你是不是经常听说吃面食养胃？但你吃了不仅没用，反而加重症状？

- 首先从麸质食物开始。这意味着你要停止食用所有含有小麦、黑麦和大麦的食物，如馒头、面条、面包等，以及隐含麸质的食物，如麦芽，它们也是高FODMAP。

- 停止食用豆类食物，从大豆（高FODMAP食物）和花生（花生虽然是中低FODMAP，但它会引起腹胀）开始，包括豆腐——豆腐虽是低FODMAP，但因为不同地区制作工艺不同，我们的调查显示，豆腐的确会引发一些人的腹胀问题。

- 暂停食用鸡蛋和普通牛奶（但可以饮用无乳糖牛奶）。鸡蛋和牛奶是重要的过敏原和不耐受食物，如果你持续有症状，考虑最近是否在摄入这两种食物。

- 少吃容易引起腹胀的食物。比如红薯、花生和油脂含量大的食物（如炸物、坚果）。

- 要减少甚至停止食用过度加工的食品，尤其是各种酱料、零食。

- 停止过多添加了糖的食物。比如可乐，尤其是精制糖和运动饮料、加工果汁和口香糖等，这些食品里往往添加了大量的FODMAP成分，很容易引起腹胀、胀气。

- 停止嚼口香糖。大部分的口香糖含有大量山梨糖醇、甘露糖醇、木糖醇、麦芽糖醇，这些是标准的高FODMAP成分。

- 少喝咖啡。由于咖啡因的影响，太多的咖啡可能会造成肠胃问题。在低FODMAP饮食中，每天最多喝一杯浓缩咖啡或美式，或者选择无咖啡因咖啡，在大型连锁咖啡店都有提供。注意，三合一咖啡不适合；牛奶需要添加无乳糖或者极少量；咖啡伴侣虽不健康，但也接受；咖啡不耐受需要严禁摄入。
- 停止高浓度茶。可以换成低浓度红茶或绿茶，以避免过量的FODMAP。

● 用药那点事

还有朋友说：再多的检查都没用，浪费时间和金钱，检查出来也治不好，没实际意义。对于这种情况，还是建议需要做肠胃检查，首先要排除器质性病变。至于用药，一定要遵医嘱。

● 开始自己烹饪食物

在外吃饭的确是一大难题，餐馆的饭菜或包装食品很难达到低FODMAP饮食所倡导的健康生活方式，这无疑是实现严格饮食的最大挑战之一。更重要的是，它会让我们产生恼人的症状，而且我们还不知道是哪些食物引起的，它们的成分太杂了。你外出时，可以用保温效果好的饭盒或罐子带上一些食物，在外面吃；在家，你也可以多做些饭菜，比如肉丸子、土豆泥，然后塞进冰箱冷冻，当你非常忙碌没时间做饭，或过度疲劳不想做时，可直接解冻加热，当然要及时吃不要放坏了哦。

● 全面营养

平均每天应该吃至少5份蔬菜和2份水果。饮食包含优质肉类，同时多食用鱼类或贝类（注意，不耐受或过敏体质慎用），一些蔬菜（可以是不同颜色的菜，至少包含一种绿叶蔬菜）和水果。你应该在每一餐都做到这一点，早餐也不例外。另外，饮食尽可能多样，如果每天都在食用相同的食物，你可以拓宽选择的范围。尝试自己未吃过的食物，增加多样性。饮食越丰富，身体所需营养物质才能保证。

● 选择高品质食物

预算和条件允许的话，可以食用草饲和牧场养殖动物的肉、野生鱼类以及当地种植的有机时令蔬菜水果。或者：

- 买含添加剂少的食物。食品制造商为了增加食品风味和延长保质期，在食品中添加了各种添加剂、防腐剂、人造甜味剂，这些不利于我们的健康。
- 选择天然的、有机的食物。这些在超市都是可以找到。一种方法是看贴有"有机标志"或者地理标志；另一种方法是，只购买配料最少的、保质期最短的食物。添加剂越多，越会增加我们肠胃的负担。
- 购买现成的肠道友好型食物。食品生产商已经注意到越来越多的人患有腹腔疾病、食物过敏和其他类型的食物不耐受，无麸质和无乳糖的食物现在更容易买到，这使得你更容易成功地遵循低FODMAP饮食。
- 小心热量。仅仅因为一种食物贴上了"无麸质""无乳糖"或"无糖"的标签，并不一定意味着它是健康的。事实上，有时这些产品的油脂、糖和食品添加剂比传统的食物更高，这是因为制造商需要使用更多添加剂来保证食品的味道。
- 仔细阅读标签，这样你才能做出明智的选择。

● 告诉人们，获得支持

尽管大多数肠易激综合征患者都觉得这种障碍相当尴尬，因此很难启齿，但如果你把它告诉生活中最亲密的人，将有助于坚持这种饮食方法。

- ✓ 告诉父母：爸妈，其实我不是不喜欢吃，你们做的也很好吃，只是我吃了会不舒服。
- ✓ 告诉朋友：我最近肠胃不太舒服，天气变凉，肠胃着凉了，不敢随便吃东西，但是我可以点个XX。
- ✓ 对餐厅服务员，你要说的就是：抱歉，我XX过敏 / 不耐受 / 不能吃。

不需要冗长的细节，保持简单！或者，把这种饮食方法归于医生和营养师的建议，也是有说服力的，这可能会鼓励其他人更尊重你的需求。

● 处理好其他生活要素，缓解压力

你要处理好低FODMAP饮食涉及的其他生活要素。在改善饮食的同时，要增加睡眠时间、管控压力、保持昼夜节律、进行中低强度的锻炼。我们知道肠易激综合征与焦虑之间存在密切的联系。

Tips

一旦确定哪些食物触发了你的症状，那么你需要认真对待。

● 学会阅读食品标签，限制有问题的食物。

● 良好的食物计划和准备对于确保营养需求和避免不必要的腹部不适，至关重要。

● 症状的严重程度各不相同：一些人需要完全避免有问题的食物，而另一些人可能只需要减少它们的饮食摄入。

● 戒掉有问题的食物时，需要用健康的替代品来代替它们，以避免营养不良和健康状况不佳。

● 营养师可以帮助你确保你不会错过重要的营养。

● 趁机调整饮食结构也是个不错的选择，可以根据自身情况，琢磨出一套适合自己的饮食方式或者治疗手段。

当你成功度过，一定要感激自己长久以来的坚持，感激自己付出的努力，感激自己的身体不断自愈。

故事专栏丨我是如何治疗肠易激综合征的？

我发现自己患上这种痛苦的病，是在2009年。我一天会有好几次"腹泻"症状。我被诊断为腹泻型肠易激综合征。令人崩溃的是，我还有溃疡性结肠炎，大便带血，胃痛。我对自己的症状感到非常焦虑，每日都惶惶恐恐，做什么事都没心思。不敢锻炼身体，上班不敢开车，更别说乘坐公共交通了。因为我担心在路上找不到厕所，很焦虑。

被诊断为肠易激综合征时，我服用了很多抗生素。去全国各地挂了很多肠胃专家的号，吃了很多药，还做了三次胃肠镜检查，无意间了解到低FODMAP饮食。只要能对我的症状有效，我还是愿意去尝试的。我就开始回忆每天吃的食物，按照FODMAP清单，对照哪些是低FODMAP，哪些是高FODMAP。我开始有意识地限制吃高FODMAP食物，我发现，我的饮食中很多都是高FODMAP食物，例如小麦制品、乳制品、西蓝花等，我首先戒掉的食物是牛奶和面粉制品，但是后来发现，小麦对我来说没有问题。在这里也是想告诉实施低FODMAP饮食的人，要自己亲自尝试，才会知道哪些食物适不适合你。大约3~4周的时间，我的症状有了很大的改善。大约在8周后，我的症状几乎完全消失了，现在，我仍在严格遵守低FODMAP饮食习惯，这已经成为我生活的一部分。

低FODMAP饮食计划非常成功，我的焦虑得到了控制。我现在不再担心出门，因为我不再需要找厕所了。我上下班都是开车，过去等红绿灯真的是场噩梦，堵车焦虑，等红绿灯也焦虑。我坚持跑步，我感觉身体状态与过去相比真的有很大改善。当然，我也积极地去看医生，也会吃医生开的一些药物。

问题最多的食物：

☆ 乳制品

☆ 西蓝花等特别容易产气的蔬菜

吃了没问题的高FODMAP食物：

☆ 小麦制品

☆ 适量喝点酒，吃点甜食

这些是我自己的建议：

● 吃的东西，简单营养就好。我倾向于吃一些鱼和家禽，搭配蔬菜，会做一些沙拉。我发现简单饮食更容易减轻症状。

● 低FODMAP饮食需要严格坚持。我认为在开始低FODMAP饮食时必须非常严格，然后才能慢慢开始增加高FODMAP食物，看看它们是否让你不舒服。症状都能缓解，何必只争朝夕。

● 不要过度放纵自己。我感觉很难的部分是自己想吃的食物不能吃。但这没关系，没必要放纵自己，适度消费一切——即使是低FODMAP食物。

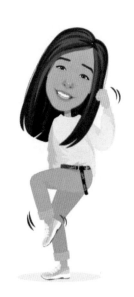

第四章

低FODMAP
饮食法

　　我们大多数人会在健康饮食方面感到不知所措，尤其是在我们遇到医疗不能顺利解决问题的情况下。从本章开始，我们提供有研究支持的指南和简单的饮食计划，你可以在本章了解有关低FODMAP饮食法的更多信息。

❓什么是低FODMAP饮食

低FODMAP饮食是怎么来的？低FODMAP饮食的科学原理是什么？低FODMAP饮食的好处有哪些？低FODMAP饮食法适合哪些人群，对哪些疾病有用？低FODMAP饮食能吃什么，不能吃什么？如何实施低FODMAP饮食？请和我们一起，来解答这些问题吧。

● 低FODMAP饮食法

尽管它的名字听起来很专业，但低FODMAP饮食法的成功很大程度上归功于它的简单。它有明确的规则，很容易遵守，所有的食材都可以在超市买到，菜谱简单明了，适合全家一起吃。简单地说，这个饮食方法就是避免摄入含FODMAP较高的食物，吃含FODMAP较低的食物。如果你在一小段日子的饮食里完全限制含FODMAP高的食物，然后再慢慢地重新摄入它们，身体有什么反应？症状是否缓和？在开始的时候，要避免摄入所有含有大量FODMAP的食物，然后系统地识别哪些特定类型的FODMAP会导致出现症状。

● 低FODMAP饮食的目的

低FODMAP饮食的目的是识别、消除或限制某些引起肠道症状的食物，让你吃到各种各样的食物而不会出现症状。这种饮食有助于摆脱IBS症状，如腹痛、腹胀、便秘、腹泻和胀气。这种饮食方法是在对含有FODMAP的食物进行科学研究后得来的。接下来的内容将揭开FODMAP饮食的神秘面纱，手把手教大家实施低FODMAP饮食，使低FODMAP饮食法尽可能被容易接受和可持续。

你可以选择完全限制高FODMAP的饮食方法，或者选择一个比较随意的饮食方法。在这个过程中，你会学到消化系统是如何运转的，以及当一个人有肠易激综合征时是哪里出了问题。如果你对科学研究不是那么感兴趣，那么也可以直接去学习做什么能缓解症状。你会找到购物、在外面吃饭以及社交的小窍门，以及帮助儿童和素食主义者使用这个饮食方法的策略。

遵循低FODMAP饮食法意味着你不再被乏味的食物所困扰。当确定哪些食物是你需要远离的，你会发现自己可以自由自在地吃各种各样的食物，许多有创意的、美味的食谱都是用低FODMAP成分制作的，而且可以从饮食的第一天就开始享用。每个食谱都含有多种多样的营养成分来满足营养需求，因此你会发现，在消化道变得健康的同时身体也达到了极佳的状态。

● 低FODMAP饮食解决的问题

低FODMAP饮食是一种简单的治疗肠易激综合征的方法，在过去的十多年里，低FODMAP饮食法被认为是治疗肠易激综合征最有效的饮食疗法，75%的患者可以得到缓解。莫纳什大学的研究人员进行了最初的研究，以提出FODMAP的概念并确定低FODMAP饮食的功效。莫纳什大学的研究表明，低FODMAP饮食的4人中有3人的IBS症状有所改善。此后，来自世界各地的其他研究小组也显示出类似的结果。因此，他们建议将低FODMAP饮食作为诊断为IBS的人的首选治疗方法。

● 对于低FODMAP饮食，IBS患者需要了解的事情

- 当你听说这种饮食对75%～86%的肠易激综合征患者有效时，你应该松了一口气，这是个好消息。
- 为肠易激综合征患者提供指导：如何进行患者评估，以及实施并监测低FODMAP饮食。
- 患者在确诊后，进行综合症状与饮食的评估，并建议患者进行FODMAP限制。
- 饮食开始于2～6周的"严格限制饮食"：避免摄入所有高FODMAP饮食。
- 经症状及饮食的再次评估后，若限制FODMAP饮食成功地缓解了IBS症状，则可考虑重新引入FODMAP饮食——过渡到"重新引入阶段"：各类FODMAP（富含乳糖的牛奶、富含果糖的苹果等）被逐一引入，观察哪种类型的FODMAP可引起IBS症状，并鉴定可触发IBS症状的特定食物，从而完成患者的个性化FODMAP。
- 注意：营养不良、进食障碍患者不适用于低FODMAP饮食。
- 澄清一些对低FODMAP饮食的误解。但是在临床工作中，低FODMAP饮食的实施的确是有一定困难的，比如对FODMAP的概念不清楚，不知道如何去科学地实施低FODMAP饮食，实施过程中缺乏营养师的指导而造成营

养不良或原有症状继续加重等，继而严重影响治
疗效果。

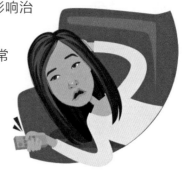

- 如果低FODMAP饮食严重影响了你的正常
  生活，就不建议持续实施了，保持快乐心
  情，正常生活。

低FODMAP饮食的科学原理

莫纳什大学的研究人员在工作中发现某些含有短链碳水化合物（糖类）和糖醇（多元醇）的食物会导致IBS患者的消化症状。由莫纳什大学研究人员开发的低FODMAP饮食，限制了已显示会加重肠道并引起IBS症状（例如肠胃胀气和疼痛）的食物。这些食物中的糖含量很高，称为FODMAP。FODMAP与许多IBS患者的症状有关，这一认识是IBS治疗的重大突破。

● 莫纳什大学研究人员开发了低FODMAP饮食

早在2005年，澳大利亚莫纳什大学的Peter Gibson教授团队第一次证明了低FODMAP饮食可以缓解和控制肠道问题相关症状。近年来的研究结果表明，低FODMAP饮食可以明显改善IBS患者的临床不适，在IBS的治疗中也占据着越来越重要的地位。为什么IBS要吃低FODMAP食物？近年来，已经出现了支持低FODMAP饮食来治疗IBS症状的数据，包括一些随机对照试验，病例对照研究和其他观察性研究。与过去尝试减轻IBS胃肠道症状的大多数饮食操作不同，所有关于低FODMAP饮食的研究都一致显示了大多数IBS患者的症状益处，一致的结果支持低FODMAP饮食改善成人IBS患者的整体GI症状[1]。

然而，患者的饮食依从性和专业营养师的明确饮食干预对饮食的成功至关重要。多达86%的IBS患者发现总体胃肠道症状以及饮食后腹痛、腹胀、便秘、腹

[1] Wathsala S Nanayakkara, Paula ML Skidmore, Leigh O' Brien,Tim J Wilkinson,and Richard B Gearry, Efficacy of the low FODMAP diet for treating irritable bowel syndrome: the evidence to dateClin Exp Gastroenterol. 2016; 9: 131-142.

泻、腹胀和肠胃胀气等个体症状有所改善。FODMAP限制可减少远端小肠和近端结肠的渗透负荷和产气量，为IBS患者提供症状缓解。

● **支持缓解IBS的低FODMAP饮食研究**

大部分的研究都是针对IBS患者的。IBS是一种慢性消化系统疾病，以腹痛和排便习惯改变为特征，大约三分之二的IBS患者报告他们的症状与食物有关。一项具有里程碑意义的临床试验，比较了39名接受标准普通饮食建议的IBS患者和43名接受营养师低FODMAP饮食训练的IBS患者的反应[1]。你知道什么饮食对IBS最有效吗？

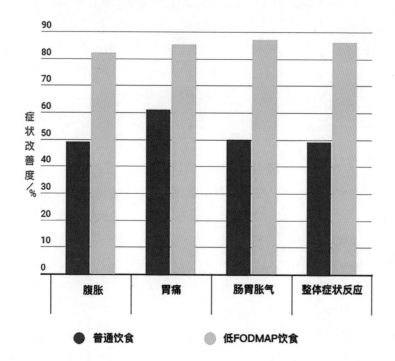

低FODMAP饮食对肠胃症状的影响观察

Staudacher HM, et al, Journal of Human Nutrition & Dietetics(2011)

---

[1] Comparison of symptom response following advice for a diet low in fermentable carbohydrates (FODMAPs) versus standard dietary advice in patients with irritable bowel syndrome.

基本上，几乎每10个FODMAP饮食的人中就有9个在腹胀、胃痛、肠胃胀气和整体症状方面有巨大的改善。

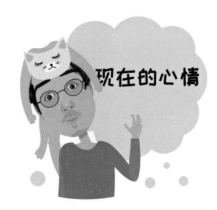

另一项高质量的研究是澳大利亚的一项临床试验，该试验比较了30名IBS患者和8名没有IBS的相似个体（作为对照组），实施低FODMAP饮食的效果[1]。在一项针对IBS患者的对照交叉研究中，低FODMAP饮食可以有效减轻功能性胃肠道症状。这些高质量的证据支持其用作一线治疗。

2015年发表在《胃肠病学》（Gastroenterology）杂志上的一项研究中，研究人员将75名IBS患者分成两组：一组被指定为IBS患者的传统饮食（比如遵循规律的饮食模式，避免大餐，减少脂肪、不溶性纤维、咖啡因和豆类等杂粮的摄入）；另一组被要求遵循低FODMAP饮食。四周后，与传统IBS饮食组相比，低FODMAP组有更多的人出现较少的IBS症状[2]。

● 莫纳什大学研究人员研究证明低FODMAP饮食可能会改善IBS症状

这些研究人员让IBS患者采用低FODMAP饮食法，限制他们吃高FODMAP食物，从而缓解他们的症状。在绝大多数的情况下，他们发现这个饮食法能明显减少IBS的症状：

✓ 减轻疼痛和不适

✓ 减少腹胀和打嗝

✓ 改善排便习惯（减少腹泻或便秘）

✓ 提高生活质量

这些好处通常在低FODMAP饮食后2～6周内可见。当然，饮食不能治愈IBS症状，它只能帮助人们根据自己的状况更舒适地生活；低FODMAP饮食也不能改

---

[1] A Diet Low in FODMAPs Reduces Symptoms of Irritable Bowel Syndrome.

[2] L.Bonm et aL, "Diet Low in FODMAPs Reduces Symptoms of irritable Bowel Syndrome as Well as Traditonal Dietary Advce: A Randomized Controlled Tral", *Gastroenterology* 149, No.6 (2015). 1399–1407.

善所有IBS患者的症状。实际上，四分之一的IBS患者发现其饮食症状并未改善，在这些人中，除低FODMAP饮食外，可能还需要配合其他疗法，包括：

- 缓解焦虑
- 减轻压力
- 肠道定向催眠疗法
- 非处方药（如泻药）
- 纤维补充剂或处方药

自从莫纳什大学致力研究的低FODMAP饮食推出以来，IBS患者终于有了行之有效、健康的改善敏感肠胃的方法。通过改进和进一步测试，研究人员进一步将FODMAP的敏感分成了不同的类型。更重要的是，他们发现有些人对FODMAP中的某类碳水化合物比其他人更敏感。这一发现使这种饮食方法能够更加个性化的定制，并能够帮助IBS患者扩大能放心享用的食物范围。

这意味着不再有疼痛，不会再频繁地放屁和腹胀，而且能帮助肠道恢复正常。低FODMAP饮食已经被澳大利亚莫纳什大学的研究人员进行了研究、测试并改良，这些研究人员的工作改变了澳大利亚IBS患者的治疗方式，这种影响正在全球范围内蔓延。他们在饮食方面的工作正在扩展到肠易激综合征之外，因为他们发现这种饮食可能对任何经历慢性肠道问题的人都有帮助：

- ✓ 肠易激综合征（IBS）
- ✓ 其他"功能消化系统疾病"
- ✓ 小肠细菌过度生长（SIBO）
- ✓ 某些自身免疫疾病，例如类风湿性关节炎、多发性硬化症或湿疹
- ✓ 纤维肌痛或者其他你注意到的由某些食物引起的健康问题
- ✓ 在用餐后引发的经常性偏头痛
- ✓ 炎症性肠病（IBD），例如克罗恩病、溃疡和结肠炎

● 莫纳什大学研究人员的另一个主要重点是了解为什么许多非腹腔疾病患者对小麦和面筋不耐受

莫纳什大学的研究检查了在没有腹腔疾病的情况下，面筋是否会引起肠道和全身症状（所谓的"非腹腔面筋敏感性"或"NCGS"），这项研究已经获得了相当多的国际认可。自研究以来，该团队的贡献已帮助全球数百万患有IBS的人使用这种高度专业化的IBS饮食来控制症状。

● 莫纳什大学研究人员建立食物数据库，使人们轻松获取FODMAP食物信息

作为他们工作的一部分，莫纳什大学的研究人员对各种各样的食物进行了实验室分析，以确定它们在FODMAP中的含量是否很高，以及每种食物包含哪种特定的FODMAP。由于莫纳什大学在该领域的广泛工作，IBS朋友可以通过饮食控制症状并改善整体生活质量，从而将肠道健康重新掌握在自己手中。

总之，低FODMAP饮食在国际上被用作IBS的治疗，受到了世界各地消化系统疾病患者的欢迎，也得到了医生的推荐，因为它是控制IBS症状有效的饮食。我们很清楚，诱导IBS症状的是FODMAP，而不是食物中的其他分子；我们对FODMAP是如何导致IBS症状有一个很好的理解；已经尝试过低FODMAP饮食的人来管理他们的症状比与其他食物搭配的人更令人印象深刻——低FODMAP饮食证实了75%的IBS患者的症状缓解；低FODMAP饮食可以长期持续缓解症状。多年来，人们一直坚持这种饮食，你可以通过学习和实践来获得这种饮食的好处。

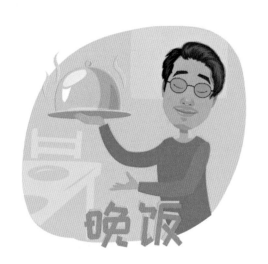

Tips

　　FODMAP与许多IBS症状有关，这一认识是IBS治疗的重大突破。但它没有克罗恩病和结肠炎那么严重，因为它不是一种自身免疫性疾病，也不会使肠道发炎，这也是为什么你老是不舒服，但查不出任何问题的原因所在。过去，医生们对功能性肠病不屑一顾，将其归咎于抑郁、焦虑或极度压力等精神疾病。多年来，治疗IBS一直是患者和医生的难题，我们也已经看到许多药物和不同的饮食法层出不穷。低FODMAP饮食法可以个性化、自由化，并针对每位朋友量身定制。

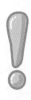

低FODMAP饮食的适合人群

这种饮食的主要目的是减轻肠胃症状，但也逐渐成为其他几种疾病的有效治疗工具。低FODMAP饮食适用于患有医学诊断的IBS的人，如果医生未诊断出你的胃肠道症状，则无需遵循这种饮食。在开始饮食之前，请先找医生评估你的症状，进行必要的检查以排除其他情况。大多数关于低FODMAP饮食的研究都集中在对IBS患者的改善上，然而，它在减轻消化症状方面的有效性促使研究人员探索这种饮食对其他健康状况的影响，尤其是对炎症性肠病（IBD）和腹腔疾病的影响。

● 针对"炎症性肠病"（IBD）的低FODMAP饮食

炎症性肠病包括克罗恩病和溃疡性结肠炎。一些研究表明，IBD处于缓解期的人仍然表现出类似IBD的症状，如腹胀和水样腹泻。克罗恩病患者果糖吸收不良的风险更高，溃疡性结肠炎患者乳糖吸收不良的风险更高。有证据表明，低FODMAP饮食可以减少多达70%的IBD患者在病情缓解时表现出持续的消化道症状。如果你正在接受适当的IBD治疗，但仍然有症状，询问医生你是否可以尝试低FODMAP饮食。

● 针对"乳糜泻"的低FODMAP饮食

患有乳糜泻的人有可能患有IBS，或者即使在严格遵循无麸质饮食的情况下消化系统症状仍会持续。目前还没有太多关于这方面的研究，但有迹象表明，如果你属于这一类，低FODMAP饮食可以缓解你的症状。

● 针对其他"胃肠功能紊乱"的低FODMAP饮食

所谓"功能性障碍"是指系统在运行过程中出现问题，但通过检查无法识别出明显的疾病过程。有时人们会出现目前现有的疾病不能解释的慢性症状，不符合IBS诊断的标准。这些症状包括功能性腹痛（常见于儿童）、功能性腹胀、功能性便秘（也称为慢性特发性便秘——特发性的意思是"未知的原因"）和功能性腹泻。

虽然有关低FODMAP饮食是否能够有效治疗这些特殊的功能性肠胃病的研究很少，但很可能患有这些疾病的朋友会有与典型IBS相似的反应。此外，低

FODMAP饮食也会对小肠细菌过度生长有一定作用。FODMAP不耐受导致的细菌过度生长会蔓延到整个消化道，最终引发小肠细菌过度生长。患有SIBO的人，食用高FODMAP食物会加剧症状。

> **注意**
>
> 　　你需要获得医生诊断，是否确诊为SIBO。得到解决后，你可能会发现低FODMAP饮食有助于缓解症状，但一定要找医生诊断。

你需要低FODMAP饮食吗

　　低FODMAP饮食谁都可以尝试，有没有效果尝试后才会知道。你也可以向医生咨询是否适合。但有个前提：你的肠胃问题经过医生诊断，并得到他们的建议。

● 你不能忍受FODMAP食物的迹象

你不能忍受FODMAP食物的迹象

如果你选中了以下选项，那么你很可能对FODMAP敏感。
但是，请记住，如果你有慢性肠胃疾病/炎症，请去看医生。

- □ 大多数餐后我都会觉得胀气
- □ 经常放屁而且很臭
- □ 吃完饭打嗝、腹胀
- □ 经常便秘或者经常拉肚子
- □ 肚子痛，感到很不舒服
- □ 没有血便
- □ 吃了大量的加工产品
- □ 吃了大量的减肥食品
- □ 喝了很多牛奶
- □ 经常感到焦虑或悲伤
- □ 不知道该如何来停止这种感觉

- FODMAP食物的不耐受诊断
- 最常见的也是最有效的判断你是否有对FODMAP食物敏感的方法，是从饮食中剔除所有高FODMAP食物，看看你是否在一两周内感觉更好。
- 另一种诊断FODMAP不耐受的方法是通过呼吸测试。在这个测试中，喝的是乳糖、果糖，或葡萄糖的浓缩溶液。这些碳水化合物会引起肠道细菌进而产生氢气和甲烷气体，这些气体可以在呼吸中被检测到。每隔15～30分钟，呼吸就会被收集到呼吸袋中，持续几个小时，医生会测量你呼出的气体量，并根据这些发现来判断你是否患有呼吸紊乱症（更有可能的是FODMAP不耐受）。这个测试也用于诊断小肠细菌过度生长（SIBO），然而，研究表明，这些测试并不总是准确的，会导致过度诊断或SIBO误诊。
- 更好的办法是使用"高FODMAP食物排除法"或"饮食日记法"。

- "饮食日记"

可以试着写"饮食日记"来确定哪些食物会对你的肠胃造成压力。找个小本本，把你吃的和喝的东西都写下来。

▼

每日症状日记			
日期	吃的食物	其他因素	症状
早餐			
零食			
午餐			
零食			
晚餐			
零食			

> 做笔记！记下日期、时间、食物和分量、症状以及心情。通过记录饮食史来判断你是否不耐受。这样可以更有针对性，知道是什么食物让你不舒服。

✓ 看看谁是罪魁祸首——食物通过消化系统需要6～48小时，所以你需要回顾一下过去吃了什么

✓ 记录症状——每次腹痛、腹胀，或者频繁打嗝、放屁的时候，以及每次排便的时候，都要记下来

✓ 尽可能地详细——包括吃的每种食物的分量和排便的情况，以及排便的困难程度

✓ 坚持写——坚持写至少3天的日记，或者直到你开始辨别出触发症状的FODMAP食物

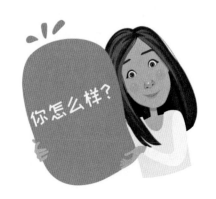

6周内不要吃那些危险的食物，然后尝试一次只重新摄入一种食物（饮食法的第二阶段或者当你的肠胃平静下来的时候），记录下肠胃反应，以确定你对哪种食物不耐受，哪种食物可以接受。

如何实施低FODMAP饮食

低FODMAP饮食计划分为三个独立的阶段：

● 严格限制饮食阶段（第一阶段）

● 重新引入和自由化阶段（第二、三阶段）

这也是我们常说的"两步法"，第三个阶段是"个性化阶段"，那时，你就自由啦。

"两步法"的想法是向你展示如何逐步重新引入某些限制成分到你的饮食中。饮食计划和所有食谱都是为了支持个性化的含FODMAP的食物的重新引入而设计的，在允许的情况下，这种饮食法没有必要的限制。

在进入饮食法之前，让我们来谈谈你即将开始的旅程的困难程度。虽然低FODMAP饮食可能看起来很有挑战性，但它确实可以改变你的生活。你需要坚持和自律，当症状开始改善，你会收获好处，感到更健康和更快乐。因此，这是一个需要做好准备的饮食。在你热切地想要着手开始第一阶段的饮食之前，需要考虑和安排很多事情：比如，看医生或咨询专业营养师和心理咨询师，进行诊断测试，停

止食用刺激肠道的食物，开始习惯自己烹饪食物，开始写饮食日记，选择高品质食物，保证全面营养告诉人们，获得支持，以及处理好其他生活要素等。

● 低FODMAP饮食第一阶段：严格限制饮食

在严格限制FODMAP食物阶段，你的饮食只包括低FODMAP食物。顾名思义，就是从你的饮食中剔除所有高FODMAP食物。

在开始之前，在身体上和精神上都做好准备是很重要的。这个阶段将持续2~6周，也可能4~8周，因人而异。也有很多人在剔除高FODMAP食物后的几天，就感觉好多了。在6~8周的严格限制饮食后，你就能充分体验到这种饮食的好处，并在挑战阶段增加能耐受的高FODMAP食物。所以，要做好心理准备，不要贪多嚼不烂。尽量不要在重大节日、生日或假期之前开始节食。成功做好准备，这样一旦开始，你就可以全身心投入。阳光总在风雨后。

> 记住，完全无FODMAP饮食几乎是不可能的。大多数食物（除了肉、鱼或油）都会有一定程度的FODMAP。好消息是它不同于无麸质饮食，你可以耐受少量FODMAP，但有症状出现时还是要避免摄入。

● 低FODMAP饮食第二、三阶段：重新引入和个性化阶段

这一阶段，你将要挑战高FODMAP食物，逐步把在第一阶段剔除的一些高FODMAP食物，重新引入到你的饮食中。

在重新引入FODMAP食物的挑战阶段，你将系统地将每种类型的FODMAP引入到饮食中，并评估肠胃的反应。如果食物或食物组没有引起任何症状，那这些食物对你来说就是安全的，可以把它们纳入日常饮食中，像低FODMAP食物那样放心吃，不会有问题。如果有症状，那么你应该考虑从饮食中减少这类食物，一段时间后再次挑战它们。这个过程可能需要几周或几个月的时间，因为你需要收集关于身体可以忍受和不能忍受的食物信息，而且每个人都是不同的。

通过食物的挑战，你能很好地感知到，哪些食物是你可以忍受的，哪些是你不能忍受的，相应地扩大食物选择范围。一旦完成了挑战阶段，你就会养成一种有规律的饮食习惯，包括让你的身体感到舒服的食物。理想情况下，你应该在饮食中添加尽可能多的食物，而不会引起腹痛、胀气、便秘和腹泻。饮食的总体目标

是在不触发症状的前提下，能够吃更多种类的食物。到最后，你可能会发现需要远离的只有少数几种高FODMAP食物。随着时间的流逝，最好是间歇性地重新测试一个过去曾不能吃的FODMAP类型。你可能会发现，以前不耐受，会引发症状的FODMAP食物，现在可以吃了，是不是很惊喜呢？

在几周内慢慢地重新摄入食物，以确定你的症状，并记录在书面日志中。我们建议与医疗保健专业人员一起工作，以获得最佳效果。或者加入在线支持小组，与更多的"肠胃敏感星人"取得联系，并在治疗、饮食、心理咨询和非处方药物方面获得更多想法建议，与人为伴不孤单。

低FODMAP饮食的几点说明

低FODMAP饮食是一种治疗性的饮食方式，而不是我们传统意义上的减肥饮食，你不必通过这种饮食来减肥。如果真的瘦了，这只是因为你吃的食物可能比开始这种饮食前更健康了。低FODMAP饮食没有一刀切的特点。每个人的身体都是不同的，因此对含FODMAP的食物的耐受性会有很大的差异。除了确保在严格限制阶段只吃低FODMAP食物，或确定对你安全的食物。我们鼓励你密切关注肠胃状况，与营养师或专业人士密切合作，以确定哪些食物可以吃，哪些食物不能吃。低FODMAP饮食也不像无麸质饮食对乳糜泻患者那么严格。患有乳糜泻的人永远不能吃含有麸质食物，因为如果他们这样做，身体将面临严重的健康问题。如果你偷懒开小差或放纵自己，抛弃低FODMAP饮食，你的健康也不会怎么着，但可能会再次经历之前烦人的症状。

第一，低FODMAP饮食还是剔除饮食

许多人强烈主张对肠易激综合征采用剔除法饮食，剔除法饮食可以有效地减轻一些IBS症状。人们很自然地想知道是否应该尝试一下排除法，而不是尝试低FODMAP饮食。像这样的决定是私人化的决定，但是你应该和医生或营养师讨论一下。

除了有效性得到了重要的研究支持，低FODMAP饮食相对于剔除饮食的优势在于，它还有一个仔细识别食物触发因素的过程，从而减少了不必要的食物风险。由于你可能不是对每种类型FODMAP食物都敏感，花点时间来确定你对哪些食物敏感，对健康至关重要。只限制敏感的FODMAP食物可以让你有更多种类的食物可吃，从而获得更多的营养。因此，低FODMAP饮食法可以让你感觉更健康、更快乐、更自由。

第二，保证全面营养

食物之所以成为食物是因为它们在千百年时间里养育了我们，给我们以营养，每种食物都有它存在的价值，你可能因为对它们不感兴趣，所以不吃，这是主观原因。但低FODMAP饮食不会强迫你去吃不喜欢吃的食物，强迫你放弃喜欢的食物。我们发现了一个特别有意思的现象，在某种程度上"挑食是有道理的"，因为你潜意识想吃的食物也许会是身体最需要的，以及安全的。

低FODMAP饮食法的目的就是让你营养全面的同时保持舒适。为了达到这个目的，低FODMAP饮食计划采取"两步法"的方式。之所以进行两步法，是因为想在这期间让你发现哪种食物能吃，哪种食物不能吃，这里不能吃的标准是指你吃了某种食物后感觉不舒服。

"饮食法的第一步"是帮助筛查会让你产生症状的食物，暂时限制饮食，限制并不代表坚决不吃，只是暂时不代表以后。为了症状能够缓解，坚持这一步非常重要。如果你能忍受的话那就没有问题；如果不能忍受，那么需要把这些食物记下来，在饮食法的第二阶段进行重新摄入挑战。

"饮食法的第二步"会让你重新摄入不能忍受的食物，并对症状进行记录，如果你能忍受，那么这些食物是没有问题的；如果不能忍受，那么你需要放弃它们，一段时间之后再次尝试。例如你在医院进行"食物不耐受"的筛查时，诊断报告都会告诉你：如果是阳性食物，那么需要3～6个月的饮食管理后再次复查。如果阳性食物转阴，并在食用的时候没有引发症状，或不适症状有所改善，那么你就可以再次享受到它们了。同理，低FODMAP饮食也强调多次尝试，目的就是为了能够让你享受到它们。好在食物的成分可以代替或弥补，即便不能吃的食物我们也会努力找到它们的替代物的，保证营养全面。到头来你会发现，其实能吃的食物还是蛮多的，而且你在这个过程中身心舒适。

所以，我们强调以下几点：

- 如果没有特殊需求，例如严格的无麸质饮食，我们不支持你放弃或完全不吃某种食物，或者只吃某种食物，挑食并不是我们的目的，全面营养且舒适才是。

- 我们对高FODMAP食物和低FODMAP食物进行分类，是为了方便找出引发不适的食物，进行一段时间，比如3～6个月的饮食管理后，可以再次尝试它们。通常情况下，高FODMAP更容易引起症状，在饮食管理中首先要考虑的就是它们。

- 现在引发症状的食物并不代表你永远不能享用，只是暂时。
- 每个人对食物的不耐受完全不一样，比如你可能吃鸡蛋不舒服，但有些人完全没有问题，也有可能别人吃豆子不舒服，但是你却很喜欢吃，还没有问题。
- 据了解，有很多针对某类人群推出的饮食法，可以搭配使用，互相补充，也可以单独尝试，每个人的需求不同。但我们希望每个人都能享受到自然赋予我们享受美味食物的权利，并身心舒适。

注意

> 如果你有食物过敏，要严格避免过敏原；如果你有乳糜泻，绝对要遵循无麸质饮食。如果你患有其他疾病需要放弃某种食物的摄入，需要严格遵医嘱，考虑是否用其他食物代替或者减少摄入量；如果你对某种食物不耐受，就放弃它，用其他食物代替，但绝对不可不吃，因为营养不能缺，一段时间后也许你又可以吃了呢。这也是我们坚持低FODMAP饮食法的原则：让你身心舒适的同时，全面营养。

第三，低FODMAP饮食并不是对每个人都有效

莫纳什大学研究团队已经证实，低FODMAP饮食可以减轻IBS朋友的症状，但并不是对每个人都会有效。

> 我们在研究低FODMAP饮食法的过程中发现：身心健康有极高的相关性，仅躯体治疗常常不能有效改善症状。很多人的心理问题是躯体问题造成的，另外心理问题又会进一步加重躯体症状。比如，肠胃不适、失眠都会造成精神的焦虑，焦虑又会加重肠胃不适、失眠。这一点我们在与心理咨询团队沟通时，得到了证实。

为此，我们需要做到或配合做到以下几点：

- 让低FODMAP饮食法简单易实施。
- 找出你不能吃的食物的替代品。

- 给予更多的鼓励和关爱，家人和朋友需要了解我们。
- 给予心理辅导。
- 舒适身心且保证营养健康。
- 探索用食物作为药物。

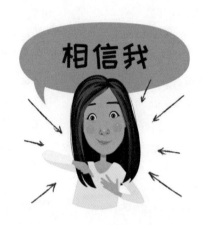

孩子们的低FODMAP饮食

低FODMAP饮食能否缓解孩子的IBS症状？小孩可以实施低FODMAP饮食吗？在撰写这篇文章时，对于低FODMAP饮食是否能缓解孩子的IBS，只有初步的研究。在开始之前，一定要得到孩子的儿科医生或小儿胃肠科医生的许可。你需要确保孩子的消化器官疾病得到正确的诊断，考虑到孩子的整体健康状况，医生最能判断这种饮食是否合适。除此之外，当孩子按照低FODMAP食谱饮食时，你需要特别小心，以确保重要的营养需求得到充分摄入，合格的营养师是孩子最好的咨询伙伴。如果在医生的诊断下，你决定实施低FODMAP饮食，并且在营养师的帮助下保证孩子的营养摄入，那么继续往下看，否则请遵医嘱。

● 孩子们为什么会挑食？

孩子们正在形成对食物的好恶和进食习惯，也就是说，孩子们已经开始挑食了。

孩子将来与食物建立良好的关系很重要。食物是许多重要的社交活动的中心——在家庭的餐桌上，在学校里，在聚会上。食物应该是令人享受的，用餐时间应该是愉快的。有时，患有IBS的儿童认识到食物是诱因，这可能会对他们与食物的关系产生负面影响。他们可能拒绝吃特定的食物，甚至不吃饭。如果你的孩子需要遵循低FODMAP饮食，而他们已经有了食物恐惧，他们甚至不想吃低FODMAP食物。当他们只知道食物会让他们感觉不舒服时，你很难对孩子说"这些食物不会让你感觉不舒服"。如果你觉得让孩子吃低FODMAP食物是个挑战，我们建议你去咨询营养学家或儿童饮食治疗专家，他们会处理孩子的饮食行为或食物过敏和不耐受问题。

● 让孩子参与进来

使低FODMAP饮食产生积极结果的一个方法是，让你的孩子参与进来。很明显，参与程度将由孩子的年龄决定。孩子参与得越多，他或她就越有可能坚持饮食中固有的限制；用通俗易懂的术语，你可以解释饮食背后的科学道理；让你的孩子参与膳食计划和购买零食也会有帮助；让孩子为任何可能发生的情况制定策略；小孩实施低FODMAP饮食最大的困难也许是，限制他的饮食后，如何安抚孩子的内心。

> 当你监督孩子吃低FODMAP食物的时候，不要为小事烦恼。偶尔吃少量的高FODMAP食物不会像"食物过敏"或"乳糜泻"那样对孩子的健康造成威胁。孩子可能会出现一些消化不良的症状，但他可能会选择冒这个险（希望能从中吸取教训）！

● 教育其他成年人

与爸爸妈妈、爷爷奶奶、姥姥姥爷讨论孩子的饮食需求；与孩子的学校食堂、露营地和相关人员讨论孩子的饮食需求。幸运的是，大多数与儿童打交道的人现在都充分意识到，儿童健康饮食的重要性。必要的时候，可以让孩子带上你亲手做的低FODMAP食物上学或出去玩。

● 孩子们的低FODMAP饮食方式

孩子们并不总是在你的监督下吃东西，比如在朋友的聚会上，在朋友家过夜，在学校，在露营等活动中。我们整理了一些专业建议，帮助你指导孩子完成这些体验。需要注意的重要一点是，虽然FODMAP在最坏的情况下会引发肠易激综合征症状，但它们不会对肠道造成损伤。这意味着，如果孩子在远离你的时候吃了FODMAP，应该不会造成任何持久的损害。我的意思是孩子需要安抚，照顾孩子的需要很重要。如果你的孩子不管其他孩子在吃什么，都乐于拥有自己喜欢的食物，那么在任何情况下，这都是一个简单的解决方案。

重要的是，在没有确诊食物过敏或食物不耐受或其他医学原因的情况下，确保孩子的饮食不受限制。

孩子们的聚会

食物过敏和不耐受在学龄儿童中很常见，许多父母在为孩子的聚会购买食物时会考虑到这一点。尽管如此，明智的做法是将孩子的饮食要求告知主人，而不要指望他们会特别照顾每一个邀请的孩子。

- 如果他们愿意，你可以请求他们的帮助，确保你的孩子只吃合适的食物。
- 如果他们已经决定了，可以问他们提供什么类型的食物，并告诉他们哪些适合你的孩子，可以提供什么类型的食物。他们会对你的建议感兴趣，毕竟他们也希望让孩子吃得更好，更开心。
- 还有一个好的选择是问孩子们喜欢吃什么，这样每个孩子都有自己喜欢吃的食物，而不会感到被冷落。

如果孩子在吃了高FODMAP食物后症状很严重，向他解释，他们不应该大量吃他们平时不吃的食物，因为这可能会使他们以后生病或不舒服。

在外过夜

如果孩子睡在别人家里，这说明你们和寄宿家庭的关系非同一般。寄宿家庭一定会倾听和了解你孩子的特殊饮食要求，并尽可能地满足他们的。

- 为了帮助他们做到这一点，你应该让他们知道一些合适的晚餐和早餐的选择。
- 或者，你把孩子能吃的食物和孩子一起送去。
- 你还可以在孩子的书包里多放一些零食，这样孩子放学后就可以在主人家里吃点零食。

学校和夏令营活动

你可以让孩子吃任何食物，但如果孩子变得非常不舒服，就不能这样做了。在这种情况下，训练孩子选择合适的食物是很重要的。虽然大多数学校和活动的组织者都有处理特殊饮食要求的经验，但以下的准备工作可能会使孩子有更愉快的体验，并减少你的担忧。

- 如果组织者不知道你孩子的需求，不仅要把这些记录在信息表上，还要直接和组织者沟通，清楚地传达孩子的需求，确保他们没有任何问题——既能提供合适的食物，又不会在吃饭时感到被排斥。
- 你还可以提供合适的零食和其他包装食品给孩子。

故事专栏 | 我是如何治疗肠易激综合征的？

最早的时候，我胃疼，没有其他症状，在饮食上我也并没有采取对应的饮食疗法。吃了一段时间的奥美拉唑和达喜、吗丁啉，有效果但反反复复。医生也会提醒我：见好就收。对的，不建议长期服用这些药物，更不要当成养胃药来吃。后来在当地的三甲医院做了食物特异性筛查（即食物不耐受检查），医生的建议比较简单：吃了食物不舒服，不吃就行了。

检查结果是鸡蛋和酵母不耐受。我的症状从不吃鸡蛋开始消失了，在那之前，我每天早餐都会吃个鸡蛋。不吃鸡蛋后，我的胃疼竟然消失了，真的特别神奇。开始我检查了14项，都是最常见的食物。后来，我索性做了90项筛查。那段时间真的恢复了正常，期间，还吃了一次打虫药。

患上肠易激综合征应该是在我得了一场流感之后，高烧，连续打了三五天的抗生素。从那以后，我开始腹胀、打嗝，即便没有吃太多东西，也经常性地感觉腹胀、打嗝、放屁。做胃镜检查，没问题。那段时间，睡不好觉、脾气不好，还会因为小小的事情吵架。反正我是要崩溃了，你知道半夜让嗝给憋醒的感受吗？根本睡不着觉。去医院检查肠胃后，没有发现任何异常，医生开药，但药物效果不太理想。吃了一段时间的药，但很快反弹，感觉不太靠谱，特别是一些抗生素类药，也不敢老是吃，感觉又走上原来胃疼的老路上去了，虽然症状不同。基本上，消化问题和心理焦虑已经严重扰乱了我的日常生活。

我开始购买关于肠胃健康的科普书来读，咨询各路医生，研究知乎上的问答与科普文章。机缘巧合，我接触到了无麸质饮食，我开始把小麦等面食戒了，尤其不敢吃发面的面食。虽然这些都不在我的"食物不耐受"名单里，但我还是按照饮食要求，把面食戒掉了。会有改善，但感觉效果并不明显。期间，妈妈建议我看看中医，吃点中药，因为个人原因我并没有去。继续研究探索，后来了解到了低FODMAP饮食，我在网上找到了低FODMAP食物清单，打印下来贴在了厨房里，这样我在买菜做饭的时候就知道哪些能吃。

确实会有改善，而且特别明显，基本上当天不吃一些高FODMAP食物，当天就会有效果。但后来发现了一个非常大的问题，就是网上的低FODMAP食物清单竟然乱七八糟，有的人说是低的，有的人说是高的，这让我很是迷惑。吃对了非常重要，吃对了非常重要，吃对了非常重要，重要的事情说三遍……我现在还在坚持低FODMAP饮食，肠胃基本上正常了，偶尔还会吃点太田胃散，搭配点消化酶和益生菌，前前后后折腾了很多年。

问题最多的食物：

☆ 鸡蛋、豆腐

☆ 酵母以及发酵的面食

吃了没问题的高FODMAP食物：

☆ 瓜果类可以适当吃一些

☆ 适量喝点酒，吃点甜食

这些是我自己的建议：

- 积极乐观，善于学习。我们要善于找到一种适合自己的治疗方式，积极地去解决问题，而不是自暴自弃，怨天尤人。面对问题才能更好地解决问题，总会找到解决方案的。自己要积极地去寻找办法，管理自己的症状，不能单纯依赖医生和药物，我的感觉是治标不治本。

- 尽量不在外面吃饭。我在外面吃过好几次，回到家都会出现症状，即使在吃饭的时候跟服务员说有忌口，但饭店的很多食物都是加工的半成品，有时候他们也不知道食物中会有什么成分。吃不好就中枪了，而且非常容易中。可能我的情况比较特殊，对鸡蛋不耐受，在饭店不含鸡蛋的食物真的很少见了。

- 吃点优质的食物。如果经济条件允许的话还是建议吃一些优质的食物，不一定是有机，但一定是让你放心的。

- 咨询心理咨询师，锻炼身体，补充一些优质的营养补充剂，减少抗生素的使用。

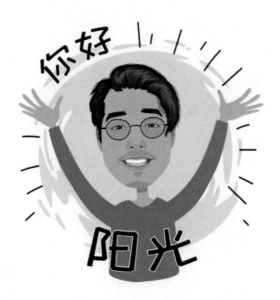

第五章

低FODMAP饮食一阶段——严格限制饮食与实践技巧

本章提供有关如何实施低FODMAP饮食第一阶段的实践思路和实用建议。

实操指南

是时候开始了！FODMAP的研究人员建议，在这个初始阶段，你必须从饮食中剔除所有的高FODMAP食物。所以，需要做到以下两点：

- 重新评估所吃食物。
- 改变日常购物清单，更仔细地考虑要购买哪些食物。

毫无疑问，这是饮食中最严格的阶段，你平时吃的很多食物现在都被禁止了。但别担心，虽然你将不得不改变饮食方式，但仍然可以吃很多美味的食物！

● 第一阶段应该多长？

因人而异。一方面在医生或营养师的帮助下做出决定；另一方面取决于你的肠胃感觉，以及身体对没有问题食物的反应有多快。这个阶段将持续2~6周，也可能4~8周。从理论上讲，坚持这一阶段的时间越长，效果越好。如果在2周后你感觉好多了，你可以在3周后进入第二阶段。如果重新引入高FODMAP食物时，症状又回来了，你应该继续坚持第一阶段或者减少FODMAP食物食用量。

大多数尝试低FODMAP饮食的人在4周后症状有明显的改善，但你可能会发现症状改善速度甚至更快。如果你需要更长时间才能看到改善，也不要绝望。毕竟，每个人的身体都是独一无二的，而且不同的饮食会有不同的影响。

● 确定哪种FODMAP导致IBS症状

第一步的目的是调查何种FODMAP触发IBS症状，这通常需要在这个阶段内限制所有高FODMAP食物来实现。建议采用这种方法是因为，许多人的症状，很难知道是由FODMAP中哪个类型触发的。如果你和许多人一样，吃了各种各样的食物，那么罪魁祸首可能会分散在你的饮食中，你不一定清楚是哪一种导致的。在这种情况下，最实际的做法是在6~8周的时间里，从你的饮食中去除所有高FODMAP食物，因为这是最快的缓解症状的方法。通过这种方式，能够找出哪些FODMAP最有可能触发症状。

● "严格限制阶段" 的总结

✓ 在6～8周的时间里，限制所有高FODMAP食物

✓ 通过限制饮食中的高FODMAP食物来缓解IBS症状，然后，与营养师进行一次症状评估以开始第二步

✓ 通过不吃所有高FODMAP食物、保持7天的"饮食日记"（记录食物和症状）方式确定何种FODMAP触发IBS症状

✓ 监控改善情况——这通常应该在2周内看到，并在接下来的几周内持续改善

严格限制饮食阶段，允许吃的食物

这个阶段的主要任务就是限制所有的高FODMAP食物。你可能会问："那，我能吃什么？"我知道你在担心，没关系，我们已经整理出来了，各种各样美味和营养丰富的食物，这些食物从一开始直到饮食的所有阶段，你都可以吃。

当然，也不能保证这些食物你都能耐受。如果你怀疑一种被允许的食物可能是有问题的，就不要冒生命危险去尝试它们了，试着在这个阶段，避开这种食物，在饮食的挑战阶段再次尝试。

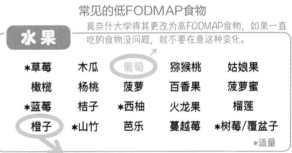

常见的低FODMAP食物

莫奈什大学将其更改为高FODMAP食物，如果一直吃的食物没问题，就不要在意这种变化。

水果

*草莓	木瓜	葡萄	猕猴桃	姑娘果
橄榄	杨桃	菠萝	百香果	菠萝蜜
*蓝莓	桔子	*西柚	火龙果	榴莲
橙子	*山竹	芭乐	蔓越莓	*树莓/覆盆子

*适量

鲜榨橙汁也可适量，含可溶性纤维。

蔬菜

圆南瓜/贝贝南瓜/栗子南瓜

*圆白菜 /大头菜/卷心菜		*西红柿	
茼蒿	菜心	*西蓝花	*藕
韭菜（虽是低FODMAP，但不易消化）	香菜	南瓜	平菇
韭菜花	苦菊	辣椒	黑木耳
生菜	黄瓜	姜	紫菜
白菜	萝卜	葱绿	荸荠
*小白菜	竹笋	*茴香苗	*秋葵
*娃娃菜	苦菜	*佛手瓜	*茄子
油菜/上海青	苤蓝	*芥蓝	玉米笋
芝麻菜	菠菜		

*适量

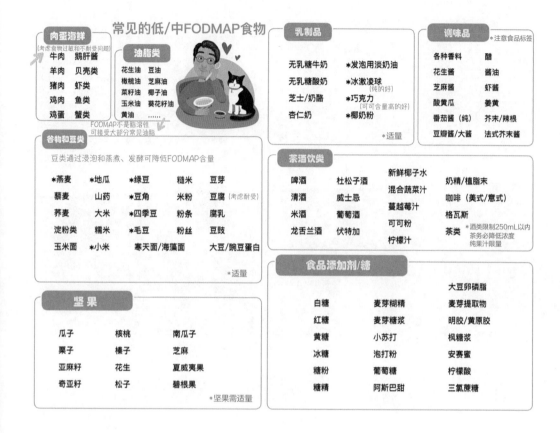

常见的低/中FODMAP食物

肉蛋海鲜
(考虑食物过敏和不耐受问题)

牛肉	鹅肝酱
羊肉	贝壳类
猪肉	虾类
鸡肉	鱼类
鸡蛋	蟹类

油脂类

花生油	豆油
橄榄油	芝麻油
菜籽油	椰子油
玉米油	葵花籽油
黄油	……

FODMAP不是脂溶性
可接受大部分常见油脂

谷物和豆类

豆类通过浸泡和蒸煮、发酵可降低FODMAP含量

＊燕麦	＊地瓜	＊绿豆	糙米	豆芽
藜麦	山药	＊豆角	米粉	豆腐 (考虑耐受)
荞麦	大米	＊四季豆	粉条	腐乳
淀粉类	糯米	＊毛豆	粉丝	豆豉
玉米面	＊小米	寒天面/海藻面		大豆/豌豆蛋白

＊适量

坚果

瓜子	核桃	南瓜子
栗子	榛子	芝麻
亚麻籽	花生	夏威夷果
奇亚籽	松子	碧根果

＊坚果需适量

乳制品

无乳糖牛奶	＊发泡用淡奶油
无乳糖酸奶	＊冰激凌球 (纯的好)
芝士/奶酪 (可可含量高的好)	＊巧克力
杏仁奶	＊椰奶粉

＊适量

茶酒饮类

啤酒	杜松子酒	新鲜椰子水	奶精/植脂末
清酒	威士忌	混合蔬菜汁	咖啡（美式/意式）
米酒	葡萄酒	蔓越莓汁	格瓦斯
龙舌兰酒	伏特加	可可粉	茶类
		柠檬汁	

＊酒类限制250mL以内
茶务必降低浓度
纯果汁限量

调味品
＊注意食品标签

各种香料	醋
花生酱	酱油
芝麻酱	虾酱
酸黄瓜	姜黄
番茄酱（纯）	芥末/辣根
豆瓣酱/大酱	法式芥末酱

食品添加剂/糖

		大豆卵磷脂
白糖	麦芽糊精	麦芽提取物
红糖	麦芽糖浆	明胶/黄原胶
黄糖	小苏打	枫糖浆
冰糖	泡打粉	安赛蜜
糖粉	葡萄糖	柠檬酸
糖精	阿斯巴甜	三氯蔗糖

注意

大多数食物中FODMAP含量的研究来自澳大利亚莫纳什大学研究人员。然而，世界其他地区的食品加工、定量配给和种植条件可能有很大的不同，这可能会导致你对"允许食用的食物"有反应。另外，食物中的FODMAP含量也许在不同时间、不同地区会有所变化。因此，自己知道哪些食物不友好，哪些食物没有问题，就很重要。最后，形成适合自己的饮食清单，而不需要在乎这个食物的FODMAP是高还是低。

● 蔬菜（叶 / 根茎）[1]

羽衣甘蓝	香菜 / 芫荽	胡萝卜	姜
韭菜（不好消化）	苦菊 / 苦苣	小萝卜 / 水萝卜	良姜
生菜球	菊苣	竹笋（新鲜 / 罐头）	马蹄莲
各类生菜	菊苣根	牛皮菜	欧芹
长叶莴苣	圆南瓜 / 贝贝南瓜 / 栗子南瓜	菠菜	芝麻菜
黄瓜	荸荠	菜心	苤蓝
辣椒（绿）	玉米笋		
茼蒿	白菜	茄子	佛手瓜
圆白菜 （包菜 / 大头菜 / 高丽菜 / 卷心菜 / 甘蓝菜）	娃娃菜	苦菜	茴香苗
紫甘蓝	小白菜	秋葵	白萝卜
韭菜花	芥蓝	西红柿	绿萝卜
油菜 / 上海青	西蓝花	莲藕	甜菜根（罐头）

● 菌菇类

菌菇类，除平菇和木耳外，大都是高FODMAP食物，请注意辨别。

● 水果

橄榄	木瓜	橘子	火龙果
榴莲	柑	丑橘	蔓越莓
杨桃	砂糖橘	橙子	芭乐
百香果 / 西番莲 （最多 4 个 / 次）	奇异果 / 猕猴桃 （金色 / 绿色，最多 3 个 / 次）	哈密瓜 （最多 1 长条）	葡萄柚 / 西柚 （最多半个）
树莓 / 覆盆子	金橘 （最多 10 个 / 次）	蜜瓜 / 甜瓜 （最多 1 长条）	山竹 （最多 4 个 / 次）
蓝莓	菠萝 / 凤梨	草莓 （最多 8 颗）	

但要避开果干。

---

[1] 为方便查看，本食物清单根据日常每份食用量，中低FODMAP食物以不同颜色背景呈现，蓝色背景为低FODMAP食物，深黄色背景为中FODMAP食物，红色背景为高FODMAP食物。请注意辨别，并注意食用量，下同。详单请见本书海报。

● **肉、蛋、海鲜**

大部分肉、蛋、海鲜都是低FODMAP食物，但如果你对鸡蛋或者海鲜过敏 /
不耐受，就不要考虑吃它们了。即使可以吃，也不应该吃太多。

● **谷物**

即食酵母粉	澄粉	高粱面	玉米粉
青香蕉粉	马铃薯淀粉	荞麦面条	玉米糁 / 渣
竹芋粉	木薯淀粉	寒天面 / 海藻面	玉米笋
画眉草 / 苔麸面粉	马铃薯	米粉	大米 / 粳米
藜麦粉	山药粉	粉条	糙米
荞麦粉	圆南瓜 / 贝贝南瓜 栗子南瓜	大米粉	薏米
淀粉	小米面		
燕麦	藜麦片	木薯	小米
亚麻籽	荞麦	红薯	红米
奇亚籽	荞麦片	沙葛 / 豆薯	无麸质面包
燕麦片	玉米片	山药	意大利面
燕麦麸	玉米面包	米糠	无麸质意面
藜麦			

● **豆类**

豆芽	豆腐	豆豉	
大豆蛋白奶	腐乳	豆瓣酱	
毛豆	四季豆	绿豆芽	大豆奶酪
长豆角	绿豆（干）	鹰嘴豆（罐头）	

● 乳制品

无乳糖牛奶	硬质干酪 / 奶酪 / 芝士	杏仁奶	黄油
无乳糖酸奶	椰奶粉	椰奶酸奶	
纯冰激凌球（注意配料）	黑巧克力（纯）	米奶	牛奶巧克力
发泡稀奶油	黑巧克力（85%）	燕麦奶	白巧克力
植脂末 / 奶精（咖啡伴侣）			

● 坚果类

夏威夷果	爆米花	花生	
碧根果	芝麻（黑 / 白）	松子	栗子 / 板栗
南瓜子	核桃	瓜子 / 葵花子	炒栗子
巴西果	榛子		

● 油脂类

FODMAP不属于脂溶性，各类油脂一般都是低FODMAP食物。

● 调味品

中国本土常用调味料一般都是中低FODMAP，从食用量上来说，问题不大。辛辣调味品易刺激肠胃，需限制。

也有朋友问，酱油里有小麦和大豆，是含麸质的属于高FODMAP，不应该吃吧？吃了会不会有问题？酱油是低FODMAP食物。乳糜泻患者需要严格无麸质饮食另当别论。很多调味品都是经过发酵的，酱油、生抽、醋中的小麦和豆类不是问题。至于你喜欢用什么酱油，个人喜好，这都不是问题……

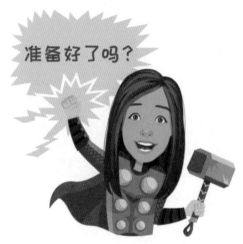

准备好了吗？

- 饮料

浓缩咖啡（无因）	红葡萄酒	洋甘菊茶	混合莓果汁
浓缩咖啡（意式 / 美式）	白葡萄酒	菊花茶	柠檬汁
巧克力粉	甜葡萄酒	绿茶	青柠汁
可可粉	啤酒	白茶	蔓越莓汁
黑咖啡（速溶 / 现磨）	杜松子酒	红茶	蔬菜汁（混合）
马来西亚速溶白咖啡（限 1 条）	清酒	清茶	芦荟饮料
格瓦斯	蒲公英茶	黑茶	新鲜椰子水
伏特加	花草茶	黄茶	康普茶
威士忌	薄荷茶	乌龙茶	印度茶
			路易波士茶

饮料需限制饮用，比如：
- "啤酒"每次限一罐
- "咖啡"每次限一杯
- "现榨果汁"每次限一小杯
- "茶类"务必降低浓度

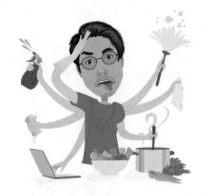

重要的是

　　你要培养判断力，去判断食物是否适合你，不要依赖于这些列表或我们的食物查询系统。如果不确定某个食物是否引发症状，那么就先不要吃啦。即使可以吃，也不要一次吃太多，"健康人也会吃坏的"……

严格限制饮食阶段，需要严格限制的食物

这个阶段的主要任务就是限制所有的高FODMAP食物。

常见的高FODMAP食物

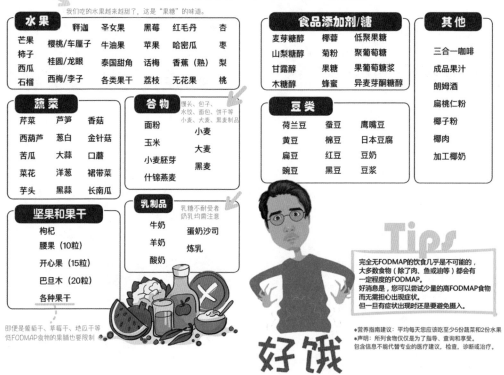

我们吃的水果越来越甜了，这是"果糖"的味道。

水果

芒果	樱桃/车厘子	释迦	圣女果	黑莓	红毛丹	杏
柿子	桂圆/龙眼	牛油果	苹果	哈密瓜	枣
西瓜	西梅/李子	泰国甜角	话梅	香蕉（熟）	梨
石榴		各类果干	荔枝	无花果	桃

食品添加剂/糖

麦芽糖醇	椰蓉	低聚果糖
山梨糖醇	菊粉	聚葡萄糖
甘露醇	果糖	果葡萄糖浆
木糖醇	蜂蜜	异麦芽酮糖醇

其他

三合一咖啡
成品果汁
朗姆酒
扁桃仁粉
椰子粉
椰肉
加工椰奶

蔬菜

芹菜	芦笋	香菇
西葫芦	葱白	金针菇
苦瓜	大蒜	口蘑
菜花	洋葱	裙带菜
芋头	黑蒜	长南瓜

谷物

面粉
玉米
小麦胚芽
什锦燕麦

小麦
大麦
黑麦

馒头、包子、水饺、面包、饼干等小麦、大麦、黑麦制品

豆类

荷兰豆	蚕豆	鹰嘴豆
黄豆	棉豆	日本豆腐
扁豆	红豆	豆奶
豌豆	黑豆	豆浆

坚果和果干

枸杞
腰果（10粒）
开心果（15粒）
巴旦木（20粒）
各种果干

即便是葡萄干、草莓干、地瓜干等低FODMAP食物的果脯也要限制

乳制品

牛奶
羊奶
酸奶

蛋奶沙司
炼乳

乳糖不耐受者奶乳均需注意

Tips

完全无FODMAP的饮食几乎是不可能的，大多数食物（除了肉、鱼或油等）都会有一定程度的FODMAP。
好消息是，您可以尝试少量的高FODMAP食物而无需担心出现症状。
但一旦有症状出现时还是要避免摄入。

好饿

*营养指南建议：平均每天您应该吃至少5份蔬菜和2份水果
*声明：所列食物仅仅是为了指导、查询和享受。
包含信息不能代替专业的医疗建议，检查，诊断或治疗。

记住，不吃只是暂时的。

虽然你现在要严格避免食用清单上的食物，但这并不一定意味着你再也不能享用它们了。在饮食的挑战阶段可以将重新引入这些食物，并测试个人的耐受度。事实上，有些人发现，在一段时间内坚持低FODMAP饮食后，他们对以前讨厌的食物的耐受力增强了。

让我们来看看在严格限制饮食阶段，需要避免的食物吧。

● 蔬菜

抱子甘蓝	葱白	洋蓟、朝鲜蓟	皱叶甘蓝
韭葱	洋姜	芹菜	大蒜
菊芋	苦瓜	黑蒜	芦笋
甜菜根 / 甜菜头	芋头	洋葱（红 / 白）	西葫芦
菜花 / 花菜	冬南瓜 / 长南瓜 / 方瓜	蒜薹	

● 菌菇类

杏鲍菇	香菇 / 花菇	口蘑	金针菇
牛肝菌菇（干）			

● 水果

牛油果	李子 / 西梅	梨	柿子
柿饼	杏及其制品	香蕉（成熟）	各类桃子（粉红色 / 白色 / 黄色）
椰子肉	苹果	西瓜	油桃
椰蓉	芒果	桃子罐头	释迦
柚子 / 蜜柚	车厘子 / 樱桃	菲油果 / 斐济果	无花果
龙眼 / 桂圆	树番茄	石榴	荔枝
泰国甜角（罗望子）	红毛丹	葡萄	圣女果

- **谷物**

麦粒（青嫩未熟的）	玉米粒	什锦燕麦片	普通市售饼干
小麦片	甜玉米	普通市售面包	全麦饼干
小麦粉（面粉）	糯玉米	黑麦面包	烤饼/烙饼
小麦胚芽	玉米棒子	全麦面包	面皮/酥皮
麦麸	杂粮面包	烤馒头片	黑麦粉
苋菜籽粉	白面包	普通市售面条	大麦
栗子面粉	全谷物面包	方便面	大麦片
魔芋	拉面	大麦粉	

馒头、包子、馄饨皮、饺子皮等小麦、黑麦、大麦粉制品，都需要严格限制。如果你患有乳糜泻需严格避免麸质，实施终身无麸质饮食。

- **豆类**

黄豆（干）	蚕豆（干）	红芸豆	番茄黄豆（罐头）
扁豆（干）	棉豆（干）	荷兰豆	日本豆腐/内酯豆腐
豌豆（干）	红豆（干）	红腰豆芽	豆奶
豌豆（罐头）	黑豆（干）	鹰嘴豆芽	豆浆
豌豆（冻鲜）	红腰豆（干）	甜豌豆	素鸡（豆制品）
嫩豌豆			

注意豆类及制品不耐受问题。

- **乳制品**

全脂牛奶	奶粉	普通市售酸奶	炼乳
脱脂牛奶	牛奶	蛋奶沙司（如蛋挞、泡芙）	豆奶
低脂牛奶	羊奶	椰奶（加工）	豆浆

无乳糖的牛奶和无乳糖的酸奶是可以的。另外，巧克力（最好为可可含量高的黑巧克力）和可打发奶油可以根据个人耐受度适量。

● 坚果和果干

巴旦木 / 大杏仁 / 扁桃仁	苹果干	枣（干）	梨干
腰果	杏干	无花果干	菠萝干
开心果	各类葡萄干	芒果干	西梅干
番茄干	香蕉片 / 干	山竹干	菠萝蜜干
蔓越莓干	蓝莓干	木瓜干	草莓干

大多数坚果含油量大，需限制食用。避免各类果干，果糖含量高。

● 调味品

大多数加工调味品如烧烤酱、沙拉酱、酸辣酱等属于复合调味品，成分复杂，需要看成分表是否含有高FODMAP成分。

● 饮料及其他

苹果汁	咖啡（加牛奶 / 豆奶）	茴香茶	运动饮料
热带水果汁（混合）	朗姆酒		

含有果葡糖浆、高果糖玉米糖浆或其他高FODMAP添加剂的饮料也是禁止的；高浓度茶需要避免；酒饮请适量。

● 过敏和不耐受食物

因人而异。如果你对某种食物有反应，那么，即便不属于FODMAP，你也应该禁止食用。我们在FODMAP对肠胃的影响章节中，介绍了什么是食物过敏、不耐受，如何区分，以及哪些是常见的过敏或不耐受食物。

? 我在严格限制饮食阶段"嘴馋"怎么办

即使你尽了最大的努力坚持低FODMAP饮食，可能还会忍不住贪点嘴。然而，无需过度担心。你可能会因为消化不良，症状加重而付出代价，但这能让你有动力，去做出改变，暂时的挫折不会对健康造成损害。

不管是低FODMAP饮食，还是其他限制性的饮食，都会存在坚持和吃什么的问题，毕竟To eat or not to eat这是个问题。好在低FODMAP饮食，无需终身实施，只是一个阶段内暂时的饮食方式。一般情况下，需要维持2~6周或是2~8周的时间，也有很多人在实施低FODMAP的几天内就会产生满意的效果，毕竟每个人的耐受度和症状不同，所以因人而异。重要的是，如果实施低FODMAP饮食法有效果，就不要着急，慢慢来，我们的目的就是缓解症状的同时可以吃到更多美味佳肴。

> **注意**
>
> 　　不要让"馋"成为习惯。你可能某天偷吃某种食物而没有引发症状，但在另一天，你会因吃了其他食物而付出沉重代价。研究一致表明，越坚持，治疗效果越好。

● **低FODMAP饮食，不同于"减肥饮食"**

减肥饮食很难让人坚持，一旦放弃可能会反弹。低FODMAP饮食是一种不同的饮食类型，如果你偶尔没有完全遵循饮食方法，并不意味着你不会体验到饮食的好处，它带来的好处是持续的。如果有一次没有坚持住"贪嘴偷吃"，那就把它当作一个吸取经验教训的机会。

● 你是不是吃了什么东西却不知道它的FODMAP水平？

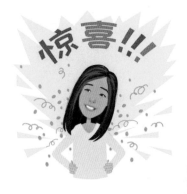

- 你是否发现自己处于一种没有其他食物选择的情况？
- 你屈服于同伴的压力了吗？他们是不是经常诱惑你？

分析哪里出了问题，可以更快找出对策，做出更好的食物选择。

> 在低FODMAP饮食中没有必要挨饿！记住，这不是减肥食谱。你可以限制某些食物，但不能限制热量。如果感觉饿了，就随便吃指南上允许的食物吧。

成功的诀窍

"严格限制阶段"（即第一阶段）是低FODMAP饮食中最具限制性的阶段。毕竟，你正在学习一种全新的饮食方式。在这个阶段，有朋友经常问：有成功的诀窍吗？快告诉我。那么，如何坚持低FODMAP饮食的严格限制阶段呢？我们总结了三点特别简单的重要信息，可以让你轻松度过这个阶段。

秘籍一：持续写"饮食日记"

记录吃了什么食物，什么时候吃的，吃了多少，有什么症状，感觉怎么样。"饮食日记"可以帮我们确定哪些食物会对肠胃造成压力。如果你的症状很严重，"饮食日记"将会提醒你：做出改变；如果你的症状正在改善，你就会有具体的证据证明这种饮食是有效的，饮食的改变和坚持是值得的。

找个小本本，把你吃的和喝的东西都写下来，通过尽可能详细地记录你的症状，来判断你是否不耐受。这样可以更有针对性，知道是什么食物让你不舒服。要坚持写。

秘籍二：给家人做顿饭

如果你喜欢在家里做饭，成功就很简单了。因为在家里可以做你喜欢的，而且不会引发症状。在外就餐可是经常会"躺着也中枪"的。

给自己足够的时间，享受为自己和家人烹饪食物的乐趣。这可能意味着你不得不稍微改变一下日程安排，但是较慢的生活节奏只会有助于增强消化健康。

> 做饭很有趣！对你准备的丰盛大餐心存感激。点支蜡烛，放点音乐，在厨房里尽情地跳舞。寻求其他家庭成员的帮助，可以减少工作量并增加了乐趣。

在这个过程中，你还可以制作出个性化的、最喜欢的食谱。

秘籍三：计划你的饮食

确保你随时都能吃到合适的食物。这意味着你需要注意什么时候需要随身携带食物。我们可不希望自己处于这样一种境地：除了高FODMAP食物外，没有别的东西可吃！提前计划饮食意味着你会吃得好、吃得舒服，永远不会因为同伴的诱惑而偏离你的饮食，并且仍然可以获得营养。

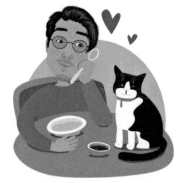

总之，为了度过舒适的每一天，你应该尽可能多地在家里吃饭。做一个日常计划也很有帮助，你可以把它写下来，也可以只是记在脑子里，但无论哪种情况，你的日常计划都会成为你每天遵循的菜单。

我还是不舒服怎么办

在国外的调查研究中，75%～80%的低FODMAP饮食者对他们的症状反应很满意。然而，如果你尝试低FODMAP饮食后，不能充分控制症状，你可能会问：为什么我的症状没有获得满意的改善？

- 你的症状可能是由刺激性食物或高FODMAP食物成分引起的，包括酒精、脂肪、辣椒、咖啡、麸质或食品添加剂。

症状之所以又回来了，可能是你放纵自己吃了不该吃的食物，如酒精、过多的油脂、辣椒、川菜、刺激调味品、咖啡、麸质或食品添加剂，如果你确信你所吃的食物会引发症状，就严格限制这些食物。如果你不确定，请咨询肠胃科医生或营养师，进一步探讨你的食物摄入量和症状之间的关系。

- 如果你的症状复发，可能是由于不同的FODMAP影响，以及大剂量的单种FODMAP，毕竟中FODMAP+中FODMAP=高FODMAP。

这与所谓的"FODMAP负荷量"有关，这是低FODMAP饮食中的一个关键概念。FODMAP负荷量与这样一个事实有关：同时吃的FODMAP越多，或者在同一天内吃的越多，就越有可能出现问题。换句话说，你可能可以耐受少量的FODMAP而不会出现问题，但同时服用太多，症状就会出现。"负荷量"这个概念的好处是，如果你无意中吃了一些含有少量FODMAP的食物，不必太担心。既然焦虑也可能导致消化不良，那么最不应该做的就是让你的担忧雪上加霜！这是很简单的道理，所以，你知道该怎么做了吗？

> 在第一步的严格限制饮食阶段，不必太关注FODMAP的负荷量，因为你只会吃含FODMAP较低的食物。当你开始经历饮食的挑战阶段，开始扩大所吃食物的范围时，负荷的概念将会更加突出。

- 你的症状可能不是食物引起，而是压力、担忧、焦虑和抑郁等心理因素。

虽然食物似乎是引发肠易激综合征症状的合理诱因（毕竟，食物进入了消化道，而消化道正是症状发生的地方），但有时人们错误地将其归咎于食物。对许多人来说，食物不是引发IBS症状的主要因素，而是压力、担忧、焦虑和抑郁等心理因素。去医院检查一番，就是查不出问题。医生可能建议你去精神科问诊，于是就把你转到心理精神科室。如果你认为这些可能会影响你的症状，或者你在低FODMAP饮食后没有改善，那么专注于IBS的心理咨询师可能会提供帮助。

- "欺骗你自己"偷吃。

回想一下，你最近吃了什么食物？是不是没忍住偷吃了高FODMAP食物？如果你处于严格限制饮食阶段，那么就不要着急去尝试高FODMAP食物。

- 吃了不少"刺激肠胃的食物"。

回想一下，最近是不是吃过它们？如果是，那么就严格限制这些食物。毕竟，这些刺激肠胃的食物还是少吃为妙。除此之外，你也可以尝试减少饭量，因为超大份的饭量会导致更强的肠收缩。虽然某些形式的糖在低FODMAP饮食中是允许的，但你可能不能容忍任何形式的糖。试着从你的饮食中去除添加的糖，无论是以甜食的形式还是作为其他食物中隐藏的成分，比如可乐，尤其是精制糖和运动饮料、加工果汁和口香糖等，这些食品里往往添加了大量的FODMAP成分，很容易引起腹胀、胀气。

● 问题是：下一步该做什么？

再接受一次肠易激综合征的治疗却不能改变现状，这是多么令人沮丧的事情。不幸的是，有一小部分人的确不适合低FODMAP饮食。如果你没有从饮食中得到想要的解脱，仍然有一些事情需要考虑。

评估你的坚持

你是否严格实施了低FODMAP饮食？要严格的那种，而不是想当然地寻求心理上的安慰。严格实施FODMAP饮食很难，但这点坚持是值得的，成功的饮食离不开坚持。

排除小肠细菌过度生长（SIBO）

如果你的症状更有可能在进食后90分钟内出现，或者哪怕吃一点淀粉类食物，如米饭、山药、南瓜、土豆，都会感受到腹胀。而且在开始低FODMAP饮食前没有进行SIBO检测，你可能需要向医生咨询是否需要进行呼吸氢测试。如果SIBO存在，医生可能会选择用一个疗程的抗生素来治疗。

排除食物不耐受

传统的排除法要求你在2～8周的时间里避免吃那些最有可能引起过敏或不耐受的食物。你也可以进行食物不耐受检测，更详细地了解自己的不耐受食物清单。

排除酪蛋白过敏

酪蛋白是一种存在于牛奶和奶制品中的蛋白质。低FODMAP饮食允许低乳糖或无乳糖乳制品，如果你喝无乳糖牛奶后仍有症状，可能是你接触到这些产品中的酪蛋白了。尝试限制所有乳制品2～4周，然后评估限制后的症状。

排除其他刺激物

FODMAP并不是影响消化系统功能的唯一因素。

- 尽量避免摄入酒精、咖啡因和含有饱和脂肪、反式脂肪的食物，如油炸食品和肥肉。
- 也可以尝试减少饭量，因为超大份的饭量会导致更强的肠收缩。

● 虽然某些形式的糖在低FODMAP饮食中是允许的，但你可能不能容忍任何形式的糖，试着从你的饮食中去除添加的糖，无论是以甜食的形式还是作为其他食物中隐藏的成分，看看这是否有助于减轻你的症状。

● 最典型的限制饮食建议是咖啡、玉米、乳制品、鸡蛋、麸质、糖、豆类。

得到支持

● 家人和朋友的支持。

● 咨询医生、营养师和心理咨询师可能有助于确定导致你对饮食反应不佳的任何因素，此外，还可以帮助你面对生活中固有的慢性疾病的挑战。

● 想办法和那些有与自己类似的慢性疾病的朋友取得联系。

● 医生也将是一个资源，让你知道何时有新的药物可用。

你也可以考虑尝试一种身心疗法，如认知行为疗法（CBT）或催眠疗法。这两种疗法都有强有力的研究支持，证明它们能有效地减轻肠易激综合征的症状。

● FODMAP和你的长期饮食

自从我开始实施低FODMAP饮食后就开始担心，我还能吃什么？低FODMAP饮食是治疗肠易激综合征的科学饮食方法，给了治愈身体的时间，你已经系统地评估了身体对每个FODMAP的反应。回顾一下，自己坚持低FODMAP饮食的那些时间，是不是好多了？

还要注意，你对FODMAP的敏感度可能会随着时间的推移而改变，因此建议你在将来再次尝试重新摄入任何失败的FODMAP。现在不能吃，不代表以后不能吃，同理，不耐受食物如果长期不再食用，一段时间后可能会耐受。

> FODMAP的耐受度会随时间变化，虽然这背后的原因还不清楚，但有证据表明，你会增强对先前引发症状食物的耐受度。这意味着，你将可能会有机会享受一些非常喜欢的食物，而不用再担心发生症状。

● 为什么我在某一天吃了某一种食物没问题，但在另一天吃完后却感觉很难受？

还会有朋友问：低FODMAP饮食法对我来说有点作用，但是不稳定。为什么我在某一天吃了某一种食物没问题，但在另一天吃完后却感觉很难受？这的确是很多朋友遇到的一个问题。不过，如果你尝试低FODMAP饮食后，症状缓解，一开始就对你有用，那么它就真的会有效果，所以只要注意上面提到的这些情况，就可以避免症状的产生。

> **重要的**
>
> 并不是所有的FODMAP都会导致每个IBS患者出现症状，你也不是永远不能吃高FODMAP食物。人们对不同类型的FODMAP的忍耐度和敏感性差异很大，所以任何食物，只有在自己亲自尝试后才能知道能不能吃。当然，我们觉得，为了以后的舒适和能吃更多的食物，要勇敢地去尝试，我们就是这么走过来的。这可以让你只需禁食那些真正让自己产生症状的食物，到头来，你就会发现，能吃的食物很多，而且不会引起症状。多美好的事情！

故事专栏 | 我是如何治疗肠易激综合征的？

大概在我40多岁的时候，胃绞痛、腹胀，经常放屁，而且容易疲劳，但很少有腹泻或便秘情况。另外，没来例假！以致我都开始怀疑自己是否怀孕了。我的这些症状，让我想起怀孕的前几周。我最后去了妇产科，结果发现是处于准更年期，这就解释了为什么没有来例假，但其他症状的来源仍然是个谜，对我的生活产生很大影响，我常常因为太累而不想锻炼。

放屁是一个大问题，肚子常常胀得难受，鼓鼓的。幸运的是，我不用在办公室，所以至少我可以在家里解决这个问题。我去了几个不同的医生那里寻求诊断，见到的第一个胃肠科医生告诉我，肠胃没啥事，可能是压力太大，需要看一些精神科，吃点精神类药物。其实，去医院看医生，医生说没有问题，但自己知道确实有问题。花钱还解决不了问题，反而更加焦虑，很失望，有种被打发走的感觉。我又去找了另一位胃肠科医生，做了各项化验检查，查出息肉和慢性萎缩性胃炎，医生告诉我，这个年纪胃炎是很正常的，多注意，并给开了一些常见的药，都是一些常见的回复和建议。其实，我发现这些药物效果并不是特别明显，主要是我见好就收。后来，在朋友的介绍下，我去中医院看中医，医生给开了一些中药调理。

孩子们发现了低FODMAP饮食，他们告诉我，平常我常吃的面粉、西瓜、苹果、芒果等食物都是高FODMAP，这些食物在肠道中不能被正确吸收，从而可能引发一些肠胃症状。我首先不吃的食物是面食，尤其是馒头、包子（怀疑不能吃发面），吃水饺还是可以的。没想到吃了大半辈子的面食，竟然是造成我症状的原因之一。以前吃完馒头或包子都会不舒服一下午，以前不知道，都忽视了。然后是牛奶，一点都不行。对了，我喝小米粥也不太行。因为肠胃的原因，平常很少吃西瓜，我就在水果上开始不吃芒果，这个水果是在小区团购经常会买的。后来，我根据孩子发的清单来买水果，现在大部分时间吃点葡萄。我吃桃子也没什么问题。

孩子告诉我，要严格坚持低FODMAP饮食，之前的症状都是这些高FODMAP食物引起的，不小心吃了不该吃的东西会很不舒服。对于我这种年龄大的人来说，还是想吃一些点心的，不舒服就不舒服吧，等老了吃不动不是更亏？所以我的理念还是坚持"想吃什么就吃"，但真的会腹胀很严重。

国内的医生很少会推荐低FODMAP饮食，一般都是基本的建议，少油少盐清淡饮食这些，或者开一些肠胃病常用药，或者建议去精神科开一些精神药物。在孩子的建议下，我还去做了食物不耐受检查。目前，也不知道是中药的作用，还是低FODMAP饮食起作用，感觉舒服多了。还有一个问题是如何在餐馆点餐，我和孩子们很少出去吃饭。但出去吃的时候，孩子点餐。孩子对我的需求很敏感，有时会向服务员反复确认一些问题：这个菜里面有没有什么，有没有这个那个？孩子看到我吃糕点，就会告诉我："哦，妈妈，你不能吃这个，全是小麦！"

问题最多的食物：

☆ 面食（尤其是发面）、豆类（豆渣可以）、小米粥

☆ 牛奶

☆ 苹果、西瓜、芒果

吃了没问题的高FODMAP食物：

☆ 我炒菜的时候都会放大蒜和葱，油煸出味道

☆ 吃点桃子问题不大

这些是我自己的建议：

● 严格坚持。虽然我坚持不了，总感觉不吃有点亏，但坚持还是有效果的。

听说吃高FODMAP并不会造成问题，只是会产生难受的症状。

- 在外面吃饭向服务员反复确认忌口问题。在饭店吃饭，孩子就跟服务员说，食物过敏什么菜不能吃。
- 一些新的事物，多跟孩子学习。

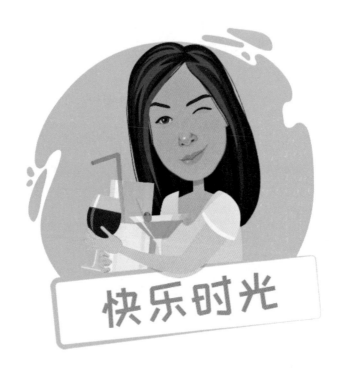

第六章

低FODMAP饮食二、三阶段——FODMAP的重新引入和饮食的自由化

　　本章讨论高FODMAP食物的重新引入和个性化阶段。

实操指南

　　恭喜你迈入了新的阶段！经过了第一阶段的"严格限制饮食"后，感觉怎么样？最有可能的是，感觉好多了对吗？或者你觉得还是要限制一段时间。都没有关系，低FODMAP饮食计划的第二阶段还是要进行的，只是时间问题。在你的饮食中不断添加更多的FODMAP食物是低FODMAP饮食的重要组成部分。毕竟，高FODMAP食物包含许多健康益处，因此在健康饮食中起着至关重要的作用。我们要保证全面营养，简单地说，就是吃得好，还没有问题。

　　那么你下定决心遵循完整的低FODMAP饮食计划了吗？一直坚持到治愈的那种。在我们进入饮食法之前，想要告诉你，这个旅程最重要的部分是坚持和自律。但当你的症状开始改善，你会感到更健康和更快乐。那么，很多"肠胃敏感星人"就会问：是不是很难做到？我需要全部都做到吗？我先试着去除X食物和Y食物，先看看效果。好消息是，不同人对FODMAP忍耐度是不同的，所以一些人只在饮食中去除了含有麸质的食物或采用低标准的低FODMAP饮食后便取得了明显的效果。即使你没有严格地实施饮食，也能看到一些效果（甚至非常明显的效果）。如果你不想严格地限制饮食，也是允许的，下面会提到一些更自由的方式。

> 　　你需要决定是否要遵循完整的饮食计划。换句话说，你是决定从头开始，一步一步，经历严格限制阶段，然后是重新挑战阶段呢？还是尝试替代方法中的一种？替代方案包括一次限制一类FODMAP，或者采用更随意的限制方式。

　　在"重新引入和个性化阶段"，通过逐组尝试各种类型的FODMAP，将重新让你的肠胃接触你喜欢的食物，你会更好地了解食物含有的FODMAP类型，你的身体能够忍受哪些食物，这样，你就可以自信地吃更多喜欢的食物了。当然，你也无需着急进入这一步。回想一下，你的肠胃现在怎么样？有没有获得改善？经过第一阶段后的严格限制后，身体有什么感受呢？

现在是低FODMAP饮食法的第二步了，它也有一个好听的名字——放开了吃，听起来是不是有点小激动，这都是你坚持和努力的结果。

● 评估你的症状

通过第一步6~8周的努力，现在是时候评估你的症状缓解程度的时候了。自从改变饮食后，你的症状发生了什么变化？

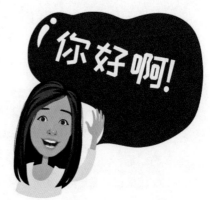

✓ 如果症状有明显的、令人满意的改善，那么是时候按照"低FODMAP饮食计划"慢慢地、有组织地、个性化地重新引入FODMAP食物，以确定你能忍受的FODMAP的类型和数量了。

✓ 如果症状并没有明显的、令人满意的改善，那么你需要根据症状改善程度，在专业营养师的指导下，采取措施限制饮食，以确定其他导致症状的食物和成分。

● 让我们回顾一下FODMAP的一些关键事实

所有IBS患者具有不同的FODMAP耐受水平，并不是每个人对每种类型的FODMAP都有问题，有的人吃梨不会引发症状，而有的人会；有的人麸质敏感，而有的人没有问题。症状是由剂量反应引起的，可耐受的剂量因人而异，这意味着某些人可能可耐受某些剂量的FODMAP，有的人吃了半个苹果就会很难受，而有的人吃了俩可能没有问题。记住，"一切撇开剂量谈成分的行为都是耍流氓"。

第二步的目标是放开食物摄入量，这样你的饮食就不会受到不必要的限制。

● 如何进行FODMAP挑战

使用上面提到的食物清单，每周测试一个新的FODMAP。建议的食物只含有一种FODMAP。在测试的一周内，食用三次这种食物，你也不必每天都吃，任何东西吃太多都可能导致任何人出现症状！

● 重新引入步骤指南

以下信息特别重要，请不要漏掉：

✓ 每周尝试一种新的FODMAP挑战（按照下面建议的顺序）

✓ 限制酒精和咖啡因的摄入（以及任何其他不适合食物）

✓ 按食用建议挑战推荐的高FODMAP食物

✓ 在测试的一周内吃三次这种食物（如果出现症状就停止），如果没有问题，就把它添加到日常饮食中

✓ 每次都要评估食用后出现的症状

✓ 在"饮食日记"中记录你吃过的食物和任何症状

如果你没有任何症状

如果当你接触一种新的食物后没有再次出现消化系统症状，可以得出这样的结论：你的身体能够忍受这种食物以及其他同类型的FODMAP的食物。把这一点记在你的备忘录里。遗憾的是，你必须暂时把这些食物放在一边，直到你体验完每一组FODMAP食物。现在不能随意吃它们的原因，是需要评估每个有待测试的FODMAP类型对你所产生的影响，相信你也不希望"FODMAP总量"使情况变得复杂吧？

如果你的症状复发

如果你的症状在重新摄入食物后出现，回到第一步"严格限制饮食阶段"，直到感觉好些为止。或者，你可能想再试一次，只要最初尝试量的一半就好，看看是否能容忍包含这个FODMAP小剂量的食物。等到所有症状消失后再重新测试食物，从一开始的小剂量开始，到第二天的一半，再试一次。你也可能希望从相同的FODMAP组中尝试不同的食物，以帮助你对确定的敏感性得出更明确的结论。如果你对小剂量食物有严重的反应，可以得出这样的结论：对这类FODMAP很敏感。最好以后再去尝试这种食物，看看耐受度有没有提高。记住，要等到没有任何症状，再进行下一个FODMAP挑战。

至关重要的

如果你挑战的食物导致腹痛、腹胀、便秘、腹泻或过量的气体，这类FODMAP可以被认定是有问题的。记住，肠道气体是消化的正常组成部分，因为它是肠道细菌发酵食物的副产品，这一过程对整体健康至关重要，不要仅仅因为你经历了适量的气体就声称对食物不耐受。

● 再次引入的顺序

在使用每种类型的FODMAP食物挑战时，你可以决定要遵循哪种顺序。

第一，果糖。

第二，乳糖或多元醇（包含山梨醇和甘露醇）。

第三，果聚糖和低聚半乳糖应该留到最后，因为它们不会被任何人吸收。

第四，最后完成对"含有多种FODMAP成分食物"的挑战。

● 完全限制所有高FODMAP食物是不可取的

最好知道哪些FODMAP对你来说是一个问题，因为并不是每个人都对所有FODMAP有问题。另外，在出现症状之前你能吃多少高FODMAP食物，毕竟每个人的耐受程度不同。这是通过一个缓慢地重新引入食物的计划来实现的，以一种结构化的方式，一次一种FODMAP，这样就可以建立个性化的FODMAP饮食需求。没有必要为了感觉良好而限制过多的食物，最好是多吃一些不同种类的食物，哪怕是少吃一点。此外，FODMAP类似于益生元，限制所有的FODMAP可能会改变肠道内细菌的数量和类型，任何你能忍受的FODMAP对肠道健康都有好处。

● 为挑战阶段做计划

你将在饮食中一次加入FODMAP群中的一组。在开始之前，需要确定你想要遵循的顺序，在每种FODMAP类型上花费大约一周的时间。就像第一步那样，制定购物清单和食谱，唯一的区别是每周选择高FODMAP食物。不要买太多易腐败的食物，因为这些食物的消耗将是相当少的，而且只有一周的时间。

● 坚持完整的低FODMAP饮食计划的优点

尽管从头到尾坚持完整的"两步法"具有挑战性，但它的优点是比其他方法更便利，而且通过限制摄入高FODMAP食物，来实现症状完全缓解的方法有效性，得到了研究的有力支持。遵循一个完整的饮食阶段，你会发现曾经让你不适的食物，现在可以吃了，而且，还可以不断增加更多的食物种类。换句话说，如果你从一开始就限制，以后的限制就会变少。

● FODMAP的重新挑战

在确定什么时候适合进行FODMAP重新挑战时，没有硬性的规定。你可以考虑每隔三个月重新测试一次，当然，也可以根据自己的感觉和当时的生活情况来灵活处理这个过程。你可以在自己的日程安排或移动设备上设置提醒，还有，把挑战这些食物后的感觉记下来也是个很不错的办法。

> **Tips**
>
> 　　这一阶段的首要任务就是重新将第一阶段严格限制的高FODMAP食物引入饮食中。你可能对此有复杂的情绪，一方面，你可能会很兴奋地尝试一些以前喜欢的食物；另一方面，你可能非常担心身体会再次出现问题。

> **注意**
>
> 　　请不要试图将低FODMAP饮食视为一个长期的解决方案。许多高FODMAP食物对健康有益，这包括被称为益生元的物质，它对你的肠道菌群的健康是必不可少的。发酵的FODMAP食物产生的短链脂肪酸可以预防癌症，FODMAP食物的通便作用有助于防止便秘。

用高FODMAP食物挑战自己，是低FODMAP饮食必不可少的一部分。扩大食物范围以确保能满足你所有的营养需求，这是非常必要的。虽然吃一种新食物可能会让你再次经历一些可怕的消化症状，但至少你会知道原因，不再觉得身体是不可预测的和失控的。

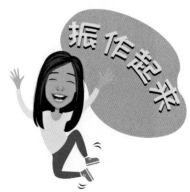

最后，让我们来总结一下即将开始的"低FODMAP饮食计划"第二步：

简单地说，就是你开始吃以前不能吃的食物（因为某种疾病而明确限制的食物以及明确不耐受的食物，就不要吃啦），重新引入之后：没有问题，那么就说明不是这些食物引起的症状，可以吃它们；若出现了问题，那么就是这些食物在捣乱，短时间就不要吃它们了。如果你不死心，就减少摄入量再试试，如果还不行，那就放弃吧。

 ## 挑战只含果糖的食物

这些可是你开始绝对不能吃的食物。不吃这些食物后感觉好些了吗？现在，让我们从果糖吃起来吧。

- **只含有果糖的水果**
  芒果　无花果　树番茄
  樱桃 / 车厘子（当限制在3个时，含有果糖；6个樱桃会使山梨糖醇的含量增加到中等水平）

- **只含有果糖的蔬菜**
  西蓝花苗　西蓝花柄　洋姜　芦笋　黑蒜　番茄干　蚕豆　甜豌豆

- **只含有果糖的甜味剂**
  高果糖玉米糖浆　蜂蜜

- **只含有果糖的饮料**
  加工果汁（排除新鲜橙汁，注意添加成分）　朗姆酒

> ## Tips
>
> 以上食物只含有果糖，因此适合挑战果糖。虽然许多水果含有果糖，但它们通常也含有其他FODMAP成分，以上所列，不包括这种情况。"含有多种FODMAP成分食物"将专门列文介绍，但这是挑战的最后一种，所以不要着急。总结一下挑战果糖时的一点注意事项：
>
> - 如果患有其他疾病，如糖尿病，不要吃这些食物或遵医嘱。
> - 挑战期间，以上食物一周内吃三次即可。
> - 每次都要评估食用后出现的症状，把它们记下来。
> - 如果没有症状，你的身体能够忍受这种食物，把这一点记在备忘录里。你必须暂时把这些食物放在一边，直到体验完整组FODMAP食物。
> - 如果症状在重新摄入它们后出现，回到第一步"严格限制饮食阶段"，继续限制这个FODMAP高的食物。
> - 或者你可能想再试一次。等到所有症状消失后再重新测试食物，从小剂量开始，看看你的耐受度。

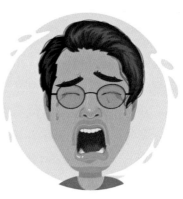

挑战只含乳糖的食物

挑战完果糖就该轮到乳糖了。乳糖吸收不良的朋友通常缺乏足够的乳糖酶，乳糖吸收不良也会随着年龄的增长而增加，因为分泌的乳糖酶减少了。其实，大多数乳糖吸收不良的人仍然会分泌一些乳糖酶，因此可以耐受少量乳糖而不会出现消化问题。

含有乳糖的食品显而易见，你可以按照上文提到的含有不同乳糖水平的乳制品清单进行挑战。你也可以服用乳糖酶，这种补充剂很容易买到。如果你明确乳糖不耐受或牛奶过敏，就不要吃它们了。

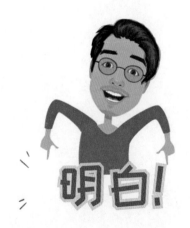

 ## 挑战只含多元醇的食物

我们在前文提到，多元醇类型主要包括异麦芽酮糖醇、麦芽糖醇、甘露醇、聚葡萄糖、山梨糖醇、木糖醇、山梨糖醇等糖醇。如果多元醇被用作添加剂，它们的名称可能会列在成分表中。

- **只含山梨糖醇的蔬菜**
  圆白菜（超过100克）　小白菜（超过150克）
  茴香苗（超过100克）　四季豆 / 菜豆 / 芸豆（超过175克）
  茄子（约超过1个）　青椒 / 菜椒　尖椒 / 螺丝椒　甜玉米

- **只含山梨糖醇的水果及其制品**
  牛油果　黑莓　荔枝　椰肉　椰蓉　什锦莓子果酱

- **甘露醇主要存在于菌菇类**
  金针菇　花菇 / 香菇　口蘑　牛肝菌菇（干）
  波特贝勒菇

- **只含甘露醇的蔬菜**
  菜花　芹菜　裙带菜　红薯（超过100克）

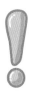

挑战只含果聚糖的食物

在生活中，果聚糖可能是导致肠道症状的最主要的原因，因为谷物，许多蔬菜（尤其是大蒜和洋葱），常吃的果干，以及食品添加剂（低聚果糖、菊粉）在人们的日常饮食中占有重要地位。

- **只含有果聚糖的蔬菜**
  洋蓟 / 朝鲜蓟　大蒜　洋葱　葱白　红辣椒　抱子甘蓝　皱叶甘蓝　西葫芦
  秋葵　茴香根

- **只含有果聚糖的水果**
  木瓜干　芒果干　葡萄干　菠萝干　蔓越莓干　无花果干　香蕉片 /
  干香蕉（生香蕉除外）柿饼 / 柿子　干枣　枸杞　红毛丹　覆盆子
  葡萄柚 / 西柚（1个）石榴　泰国甜角 / 罗望子

- **只含有果聚糖的谷物**
  小麦片　大麦片　大麦粉　黑麦粉　麦麸　玉米粒　栗子粉
  什锦燕麦片
  可以用任何含麸质的食物来挑战果聚糖。如果你患有"乳糜泻"，不要吃这些
  食物。

- **其他只含有果聚糖的食物**
  金黄糖浆　茴香茶

挑战只含低聚半乳糖的食物

也许你觉得有点快，这没关系，如果你严格限制饮食后感觉还不错，也不着急进入挑战阶段，可以继续在严格限制饮食阶段探索，探索发现更多你不能吃的食物、更多会引发症状的食物。等到你的症状有很大改善，或者可以忽略不计的时候，再进行挑战也不迟。至于营养问题，建议寻找替代这些高FODMAP的食物，而且营养不会少的那种。如果不吃豆类，就从坚果、深海鱼、去皮鸡鸭肉、牛羊猪肉、牛奶和鸡蛋中获取优质蛋白质，顺便改变一下我们单调的饮食习惯，也不是什么坏事。

- 低聚半乳糖主要存在于豆类
  棉豆 红豆 鹰嘴豆芽 豆奶（大豆蛋白奶除外） 豆浆 素鸡（一种豆制品）

- 只含有低聚半乳糖的蔬菜
  苦瓜 长南瓜/冬南瓜 芋头 丝兰根

- 只含有低聚半乳糖的水果
  释迦

- 只含有低聚半乳糖的坚果
  巴旦木/杏仁/扁桃仁（20粒） 巴旦木/杏仁/扁桃仁粉

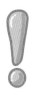

挑战含有多种FODMAP成分的食物

　　你能坚持到现在，距离成功真的不远了，感觉是不是比以前好多了？我们在前面介绍的食物都只含有一种FODMAP成分，但有的食物却含有多种成分，这就给我们的挑战带来难度。好在我们已经研究了挑战顺序，把它放在了最后。如果你按照顺序完成了挑战，那么挑战"含有多种FODMAP成分食物"就很容易了。

　　这是挑战的最后一步，如果前面很顺利的话，那么你应该已经知道了哪种成分会引发症状，哪些成分没有问题，也就基本知道了哪些食物可以吃，哪些不能吃。

● **含有果聚糖和果糖的食物**[1]
斐济果　山竹干　菠萝蜜干　面条　全麦饼干
酸奶黄瓜酱　椰子糖　龙舌兰糖浆
糖蜜糖浆　蒜薹

● **含有果聚糖和低聚半乳糖的食物主要为谷物和豆类**
甜菜根 / 甜菜头　苋菜籽粉
麦粒（青嫩未熟的）　小麦粉（面粉）　小麦胚芽　大麦　大麦粉　膨化谷物
杂粮面包　全麦面包　烤饼 / 烙饼　腰果（超过10粒）　开心果（超过15粒）
炒栗子（超过16粒）　榛子（超过66粒）　杏仁酱（超过40克）　鹰嘴豆泥
黄豆（干）　扁豆（干）　豌豆（冻鲜）　豌豆（干）　红豆（干）　红芸豆
红腰豆（干）　红腰豆芽　黑豆（干）　绿豆（干，超过106克）　内酯豆腐

● **含有果聚糖和甘露醇的食物**
韭葱（超过75克）　茴香（超过75克）

---

[1] 注：是同时含有，且只含有此种成分，下同。

- **含有果聚糖和山梨糖醇的食物**

  李子（西梅）　西梅干　杏　杏干　毛桃 / 油桃　龙眼 / 桂圆

- **含有果糖和山梨糖醇的食物**

  苹果　苹果干　苹果汁　樱桃 / 车厘子　梨　梨干　杏 / 桃子罐头
  热带水果汁（混合）

- **含有低聚半乳糖和甘露醇的食物**

  冬南瓜 / 长南瓜

- **含有果糖、果聚糖、低聚半乳糖的食物**

  黑麦面包　番茄黄豆　烤豆　利马豆

- **含有果糖、果聚糖、山梨糖醇的食物**

  椰子粉

- **含有果糖、果聚糖、甘露醇的食物**

  西瓜

- **含有果聚糖、低聚半乳糖、甘露醇的食物**

  嫩豌豆　荷兰豆

Tips

　　我们在整理这些食物时，都觉得信息量太大，没关系，可以先收藏着，有用的时候翻出来看看，看看这些曾经我们不能吃的食物。我们的做法就是把它们打印出来，贴在随处可见的地方，比如冰箱门上。

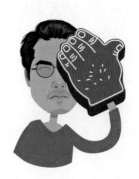

挑战成功的秘诀

挑战阶段的目标是让你很好地了解哪些FODMAP适合你，以及应该继续限制哪些FODMAP食物。适当的计划，求知欲和灵活的态度有助于实现这一目标。此时，会有一些秘诀帮助挑战成功。

"秘诀"一：选你最喜欢吃的食物来挑战，以及放开了吃

当你决定为每种FODMAP挑战尝试哪种食物时，可以选择最喜欢的食物。一开始不用担心是否超分量，就按照平常的饭量吃，确保每次选择的食物只包含一种类型的FODMAP。

> **至关重要的**
>
> 不要忘记"FODMAP负荷量"的概念。这指的是，不管FODMAP的类型或个人敏感性如何，身体中FODMAP的数量越多，出现症状的可能性就越大。因此，每种食物都要吃适量，寻找你身体能够承受的FODMAP的量。

"秘诀"二：持续写"饮食日记"

这可是我们的撒手锏呢。请相信，"饮食日记"一定会成为你最好的朋友的。仔细记录什么时候吃了什么食物，吃了多少分量的食物，并记录任何症状，不要忘记其他会影响消化的因素。记录这些将帮助你判断症状是否真正由于挑战高FODMAP造成的，是否有其他因素在捣乱。记住，FODMAP不是唯一导致消化不良的东西，你的"饮食日记"可能会揭示一些其他因素的线索，例如：吃了太多的垃圾食品、处于过度的压力下、被病毒攻击。除了摄入FODMAP食物外，这些都有可能引发症状。

"秘诀"三：规划你的生活

简单地说：挑战阶段真的是一个挑战。你有可能会重新经历那些可怕的肠易激综合征症状，而正是这些症状促使你开始尝试这种饮食。因此，在没有重要任务需要处理的那一天，开始尝试一组新的FODMAP是明智的，因为你有足够的时间记症状日记，管理症状，这将帮助你开启一个不会日久损耗生活的新的模式。

"秘诀"四：不要自我欺骗

在第一阶段"严格限制饮食阶段"的限制饮食上坚持走了这么远，你只要几个星期后就能开始正常饮食了。继续只吃被允许的食物，没有什么问题，但不吃任何挑战的食物，你可能就不会获得FODMAP敏感性的准确信息。如果你确实没有坚持这种饮食，并引发了症状，那么你就回到最初的第一步，继续限制饮食，直到感觉好起来。不管这周曾经挑战过什么类型的FODMAP，你都需要重新开始，以便获得关于你对特定FODMAP敏感性的准确信息。

"秘诀"五：按照推荐的顺序，一样一样来，不要着急

虽然含有FODMAP的食物对每个人来说都是会产生气体的，但还是有理由在你的饮食中加入能忍受的量。含有这些成分的食物非常普遍，如果你知道能忍受多少FODMAP，就更容易找到吃的东西，而且，这些食物被认为对肠道菌群的健康非常有益。至少，希望你能够在通过"低FODMAP饮食计划"后，能够耐受少量的大蒜和少量的豆类食品。如果你发现自己在饮食计划上真的很纠结，那可能就得寻找帮助了。

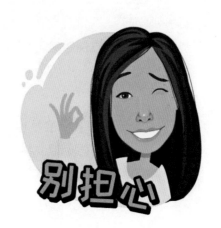

更随意的方式

坚持到现在，我想你已经下定决心遵循完整的饮食计划了。如果你在低FODMAP旅程中并不是特别顺利，那么除了两步法，还有更随意的方式实施低FODMAP饮食。即"一个一个来方法"，或者采用"更随意的方式"。不管采用哪种方式，我们都愿意帮你总结办法，直到你的症状有所改善。至少，通过一段时间的低FODMAP饮食，你知道哪些食物引发了症状。

● 替代方法之"一个一个来"

"一个一个来"方法是一次限制一组FODMAP（即限制同种类型的FODMAP的所有食物），坚持写"饮食日记"，记录你的食物和症状，通过这种方式来评估限制饮食对你身体的影响。

这种方法的缺点是，你可能需要更长的时间才能有所改善。不过，它确实在能吃什么不能吃什么上提供了更大的灵活性。在这种方法中，你仍然可以管理症状，就像完整地遵循低FODMAP饮食计划一样，知道哪些食物造成肠胃问题，并尝试限制它们。

食物限制

你可以利用我们提供的清单来帮助选择限制的食物，可以从五组FODMAP成分中任选一组开始挑战。挑战时从果聚糖或低聚半乳糖开始比较好，因为所有人都对它们吸收不良。这可能会立即给你一些宽慰，让你有动力继续进行这整个复杂的过程！或者，你可以从最常吃的那组FODMAP开始。

> **注意**
>
> 　　如果你正在尝试"一个一个来"的方法，一定要查看食物列表中包含不止一个FODMAP类型的食物，需要限制列表中那些含有你目前正在避免的FODMAP类型的任何食物。

● 手把手教你"一个一个来"的方法

以下步骤可以作为这个过程的指导方法，使用这种方法时出现小状况不是什么大问题，再拿出一周时间，重新开始即可。

- 选择一个FODMAP组来避免，例如，果聚糖、果糖、低聚半乳糖、乳糖、甘露醇或山梨糖醇。
- 以一周为界限，一周内不要食用某种类型的FODMAP的所有食物。
- 如果在一周的限制后症状有所改善，那么至少三天内继续食用这组食物并评估你的症状；如果在一周的限制后症状没有改善，将这组FODMAP标记为可疑的，继续挑战。
- 开始新的一周，限制新的FODMAP类型食物。

限制进食后症状改善

如果你在限制一个特定的FODMAP类型后发现症状有所改善，并且在三天的重新引入之后症状又出现了，那么这组FODMAP你可能不耐受，把这标记为一个有问题的FODMAP，然后限制这一组FODMAP食物。反之，则没有问题。

限制后无改善

如果在一周后没有发现任何症状改善，将这一组FODMAP标记为"可疑的"，进入下一个FODMAP组的限制。标记可疑的原因是还不能断定这组FODMAP对你有害，因为你不知道其他FODMAP是否会导致继续出现症状。

以下几点仍需注意：

- 一旦你完成了所有的FODMAP类型限制，就可以重新访问任何有问题的类型。如果感觉很好，你已经确定并限制了导致敏感的任何FODMAP。
- 如果你仅从限制FODMAP中获得了轻度到中度的缓解，那么你应该对每个有问题的FODMAP食物再进行一周的限制，然后用三天的时间重新引入它们，看看身体反应如何。
- 如果仍然有一些症状，即使你标记为有问题的FODMAP也有限制，那你继续限制它，直到你感觉完全好或者完成了每个FODMAP类型的挑战。这个过程应该会提供一些有价值的信息——关于身体对每个FODMAP类型的感觉。

这些信息至关重要

选择"一个一个来"的方法一定要保持记录"饮食日记"，仔细记录限制食物、每种特定的限制和随后的再摄取对症状的影响。

● 替代方法之"随意的方式"

低FODMAP饮食本身就是一个包括"严格限制高FODMAP食物"的饮食方式，然而，在现实生活中，许多人还是愿意采取一种更随意的方式。他们尽量避免吃高FODMAP食物，而是吃更多低FODMAP食物。许多IBS患者回复说，他们采用这种方法时，IBS症状有所减轻。

你可以在现实生活中，采取一种更随意的方式，尽量避免吃高FODMAP食物，而是吃更多低FODMAP食物。好处是显而易见的，这种方法涉及的限制量最少。然而，缺点有以下三点：

- 第一，你可能永远不会体验到来自完全限制高FODMAP食物所带来的好处。
- 第二，你可能在不确定食物是否有问题的情况下，不必要地限制了它。
- 第三，这种方法的最大风险是它可能不能保证你的全部营养需求。

然而，如果你的IBS症状不是很严重，或者你真的认为自己不能坚持完整的饮食方法，这种随意的方法是一个好选择。

看完之后，有朋友会继续问：哪种方式好？答案是由你决定……虽然低FODMAP饮食可能看起来很有挑战性，但它确实可以改变你的生活。你需要坚持和自律，当症状开始改善，你会收获好处，感到更健康和更快乐。

你应该为你认为有问题的FODMAP重新挑战制定一个时间表。记住，随着时间的推移，你对高FODMAP食物的耐受性可能会提高。你也可能会发现，你能够耐受含有少量高FODMAP的食物。

故事专栏｜我是如何治疗肠易激综合征的？

我从小学开始肠胃就不太舒服。毕业后我从事服务行业，其实我的职业生涯并不是特别顺利，我觉得肠胃不好的人，工作也会各种不顺心，有很多事情都不敢去干，部门聚会我都会找个理由不去，久而久之，我便产生了焦虑心理。我不知道大家是不是也会这样，都是怎么处理的？

我曾经有一次便秘，在厕所里待了三十多分钟。很多人说都理解我，其实他们并不能真实地体会到我的这种感受。这不仅给我的工作造成障碍，还影响了我的正常生活……对，我很少参加社交活动。要么什么都不吃，要么频繁上厕所。有一次，与朋友一起旅行，我们吃了一顿大餐，之后我感到胃痛，但是一直没有排便，所以第二天依然出去逛了逛。后来的事情，就是我拉肚子，却很久没有找到洗手间。真的是既悲惨又尴尬。其实，因为我的肠胃原因，我错过了很多项目，以致那时我不太愿意出去玩儿。后来，我做了胃镜检查，其实并没有什么问题，医生说我肠胃紊乱，开了一些药。后来我进了各种经验交流群，听大家讲述各种方法。我也尝试了几种益生菌，但都没有什么用（据说，益生菌要坚持一段时间，还要吃对），我还试着不吃面食和奶制品，惊奇地发现，症状真的减轻了。

　　我按照低FODMAP饮食指南的指导，开始执行低FODMAP饮食计划，说实话，有难度，但在作者的鼓励下，我至今仍保持适度的严格。低FODMAP饮食让我舒适了很多。但有一件事情让我很难确定：比如说有很多食物，有些人说是高FODMAP，有些人说是低FODMAP，这真的会让人很难选择吃还是不吃；还有人在网上说的一些话并不会给我正能量，只会让我更焦虑。还有，我还做了心理咨询，医生推荐我吃一些缓解焦虑的药物，但是我没有吃，毕竟是药三分毒。

　　我做了食物不耐受的测试，检测结果挺让我惊讶的，你会发现有很多想都想不到的食物你会不耐受，这些食物反而不是鸡蛋不是牛奶。在检测的时候，我问过群里的朋友，有很多人并不愿意花这份钱，他们说结果一般都是牛奶和鸡蛋⋯⋯根据自己需要进行检测，最起码心理上放心。我现在开始参加朋友的聚会，一起出去玩。我发现心情愉快，肠胃也会舒适，真的很神奇，所以大家避免恶性循环。

　　问题最多的食物：

　　小麦和乳制品，这些应该都是很普遍的引起症状的食物，还有一些问题不是特别大的食物，省略好了。大家在尝试的过程中结合自己的耐受度会发现问题食物，毕竟每个人的情况不一样。

　　吃了没问题的高FODMAP食物：

　　☆ 水果对我来说不是大问题

　　☆ 我喝一杯酒也不会觉得不舒服

　　这些是我自己的建议：

● 不要随意上网查询。别人在网上说的一些话并不会给我正能量，只会让我更焦虑。

● 适量吃高FODMAP食物。举一个例子：我发现，如果我一顿饭只吃一两种高FODMAP食物，我的症状会轻很多，甚至不存在，这个要根据自己对食物的耐受度。

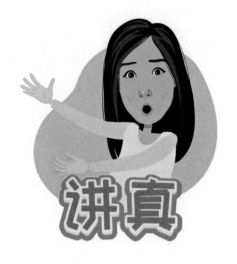

- 小心食品添加剂，它绝对是罪魁祸首。我记得有一次在工作时，没有时间吃饭，随便喝了一瓶饮料，当我喝完饮料后感到胃部不适时，感到很惊讶，因此发现了一些高FODMAP添加剂不适合我，以后我再也不敢随便吃东西了。

第七章

低FODMAP
生活方式

专门解决不会吃、不敢吃、不知道能不能吃、吃什么的问题。

？ 如何读懂配料表

在我们建立的"食物速查系统"后台，看见了大量的食物查询信息，有很多是加工食品，比如可乐、饼干、雪饼、火腿肠、酱料，甚至是辣条，这些都属于加工制品，我们不能轻易确定FODMAP成分。所以，要学会看懂食物配料表，来确定想吃的食物是否为低FODMAP。

● 使用食品"配料表"

阅读食物配料表的时候，一定要记住：即使成分表中标明的食物属于高FODMAP，但整个食物可能并不是高FODMAP，原因很简单：在食品标签上，配料是按重量降序排列的。这意味着最先列出的成分含量最高，而最后列出的成分含量最低。一般来说，如果一种高FODMAP成分，例如，洋葱、大蒜或蜂蜜是最后的配料之一，或者配料表上标明它占食物总量不到5%，那么总体来说，整个食物很可能是低FODMAP。

● 如何读懂食物标签

我们分别列举了可乐、雪饼、薯片的配料表阅读方式。

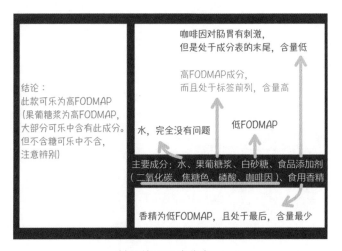

某品牌可乐成分表

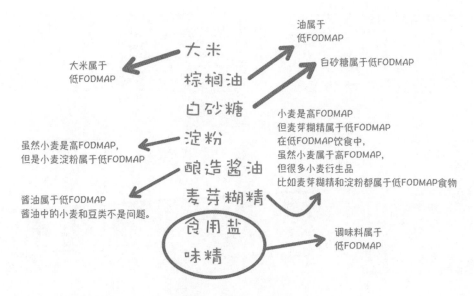

油属于
低FODMAP

大米属于
低FODMAP

白砂糖属于低FODMAP

大米
棕榈油
白砂糖

小麦是高FODMAP
但麦芽糊精属于低FODMAP
在低FODMAP饮食中，
虽然小麦属于高FODMAP，
但很多小麦衍生品
比如麦芽糊精和淀粉都属于低FODMAP食物

虽然小麦是高FODMAP，
但是小麦淀粉属于低FODMAP

淀粉
酿造酱油
麦芽糊精

酱油属于低FODMAP
酱油中的小麦和豆类不是问题。

食用盐
味精

调味料属于
低FODMAP

结论：此品牌雪饼为低FODMAP

某品牌雪饼成分表

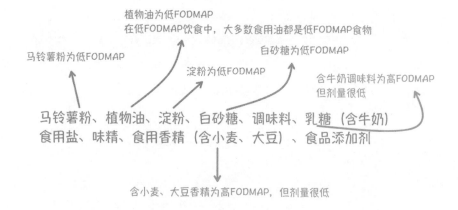

植物油为低FODMAP
在低FODMAP饮食中，大多数食用油都是低FODMAP食物

马铃薯粉为低FODMAP

白砂糖为低FODMAP

淀粉为低FODMAP

含牛奶调味料为高FODMAP
但剂量很低

马铃薯粉、植物油、淀粉、白砂糖、调味料、乳糖（含牛奶）
食用盐、味精、食用香精（含小麦、大豆）、食品添加剂

含小麦、大豆香精为高FODMAP，但剂量很低

结论：此款薯片添加高FODMAP成分较多，但剂量较少（此薯片每包为30g），属于中低FODMAP，但不能吃多。另外，添加剂较多，选择添加剂少的薯片。

某品牌薯片成分表

● 这些食品添加剂是高FODMAP

加工食品中允许合理使用一些食品添加剂，低FODMAP饮食的人应该限制这些添加剂：

木糖醇	甘露醇	低聚果糖	高果糖玉米糖浆
菊粉	山梨糖醇	麦芽糖醇	果葡糖浆
果糖	异麦芽酮糖醇	赤藓糖醇	聚葡萄糖

● 这些食品添加剂是低FODMAP

麦芽糊精	葡萄糖	糖粉	冰糖
麦芽糖浆	甜菊糖苷	麦芽提取物	安赛蜜
小苏打	阿斯巴甜	大豆卵磷脂	瓜尔胶
泡打粉	糖精	分离乳清蛋白	琼脂 / 明胶
柠檬酸	三氯蔗糖	黄原胶	

至于防腐剂等添加剂，并不属于FODMAP讨论范围。另外，即使配料表上标明增稠剂或其他食品添加剂是由小麦制成的，它们也适用于低FODMAP饮食。

Tips

1. 食品标签上会标明致敏原食物：如小麦、大豆、牛奶等。

2. 需要注意的是，低FODMAP饮食的人不需要回避每一种小麦成分，很多都是安全的，因为它们是葡萄糖分子链，不包含果聚糖。这些情况属于低FODMAP：

☆ 小麦淀粉（澄粉）和小麦淀粉增稠剂

☆ 小麦麦芽糊精或小麦糊精

☆ 小麦葡萄糖

☆ 小麦焦糖色（由葡萄糖浆衍生而成）

3. 注意食物分量及每日摄取量。

虽然一份特定的食物可能是低FODMAP，但两份就未必了，把你的肠胃想象成一个手提箱，整天都在往里面装东西，终究会被填满的。

如何在外优雅地就餐而不会让肠胃不舒服

现实当中，我们这些肠胃敏感星人会遇到很多问题：

"外出就餐就莫名其妙地拉肚子，出现各种不良症状。"

"特别想吃一样东西却不能吃，医生不让我吃。"

更重要的是，我该怎么跟朋友们说我的正确喂养方式呀？对于我们肠胃敏感星人来说，最困难的部分是外出就餐和朋友聚会，因为餐馆往往是FODMAP的陷阱，里面隐藏着我们大量不能吃的食物，而且还不知道。厨师们为了让食物更可口，喜欢在烹饪时加入面粉或鸡蛋，在汤和酱料中加入大蒜、洋葱、面粉和奶制品。在外就餐，不去弄清楚这些问题，会造成肠胃的不舒适。

● **"如果朋友约吃饭，让你选择吃什么"——提前研究，找出哪些餐厅最适合你的饮食需求**

在外吃饭是一种美妙的享受，食物的选择更加多样化。让别人来做饭当然很好，但下馆子意味着可能会"踩雷"。我们尽可能建议你在家里吃，或者找一个保温性能好的餐盒或罐子，从家里带饭。然而，你应该享受外出就餐的便利，虽然外出就餐对低FODMAP提出了一些挑战，但你会发现这是一个美妙的变化，可以享受在外就餐而不用担心肠易激综合征症状出现。

如果朋友让你选择吃什么，那么你就有了自主权，提前做一些研究来找出哪些餐厅最适合你的饮食需求。一些餐厅很容易满足我们的需求，而另一些餐厅则很自然地提供更多的低FODMAP选择。一般来说，西餐厅或者素食馆、日料、烧烤、火锅等更有可能满足你的需求。

✓ 西餐厅，可以简单地点蔬菜沙拉，以及没有用酱料腌制的"原切牛排"。

✓ 素食馆，可以吃点简单地炒时蔬，越简单的菜肴越安全。

✓ 涮火锅，涮点低FODMAP蔬菜和牛羊肉，都是不错的选择。

✓ 烧烤店，烤肉是可以接受的。

✓ 如果可以耐受海产品，海鲜店也是个选择。但务必要新鲜或熟食，否则不推荐。

✓ 以米饭为主要食材的菜肴，比如日料的寿司，也可能为你提供安全的选择。不管选择哪些餐厅，不是所有东西都适合你，要时刻记住你不能吃什么。

● **怎么选择餐厅？**

许多餐馆现在都在网上或手机平台公布菜单，利用这个选项来判断这家餐厅是否能够提供一些可以放心食用的食物，做到心中有数，而不会感到来自服务员或与你一起吃饭的同伴的压力。为了放心，你可以提前打电话给餐厅，告诉他们你的特殊饮食需求，了解厨房的灵活性，以及可以做出哪些调整。

自己选择餐厅并不总是可能的，但即使选择了，也最好让服务员知道你的饮食需求。如果你不能判断食物是不是低FODMAP，可以把我们提供的食物清单打印出来，提前装在钱包里，或者放在手机里，便于随时查看。

● **我得吃"快餐"，怎么办？**

卖汉堡、薯条、炸鸡的快餐，通常没有太多对我们的消化系统和整体健康有益的食物。如果你有肠易激综合征，并且知道快餐对身体有多不好，因此，尽量避免它们。然而，有时候它们可能是我们唯一的选择。

中式快餐店：和吃正餐一样，参考以上内容。

西式快餐店：

● 安全的早餐选择是有限的，但是你可以找到一个蛋制品，如果耐受的话。

● 午餐和晚餐，烤鸡肉、牛肉饼，配沙拉是一个不错的选择。点薯条或炸薯饼也是可以。和往常一样，一定要先检查原料。

> **注意**
>
> 大多数西式快餐连锁店的菜单上都有营养标识。仔细阅读它们，或者询问服务员，他们通常都知道。

● **外出就餐时要尽量避免的一些高FODMAP食物**

● 沙拉里的洋葱——不吃或少放沙拉酱。

● 中式炒菜里的大蒜及配料。

● 高FODMAP炒时蔬。

- 深度加工、大量香料（如辣椒、花椒等）的食物。
- 各种蘑菇（除平菇外）。
- 豆制品也需注意，容易引起腹胀。
- 鸡蛋考虑是否耐受。
- 裹上小麦粉的煎鱼、炸鸡等，对大多数人来说，并不会引起FODMAP问题，反而是太油腻而不会吃太多。如果有必要的话，刮掉一些。

当然，这一切是建立在你不耐受的基础上，如果你已经形成了自己的饮食清单，那么你也就知道如何做选择了，而不再局限以上所提食物。

● 坚定外出就餐的自信

你是一个不喜欢小题大做的人吗？现在是时候展示你的自信了，记住，大多数餐馆的目的是让顾客满意。自信是一种艺术，以一种明确而直接的方式提出需求，而不是咄咄逼人。你可以礼貌地告诉服务员：

✓"不好意思，我对鸡蛋/麸质/洋葱过敏，请问这里面有xx吗？"

✓"不好意思，我xx不耐受，麻烦你确定下不含这些成分，否则会很严重的。"

✓"请问，这菜里有xx吗？我不能吃。"

如果你想要的菜，服务员不知道成分，那就让服务员问一下厨师，这很重要，只有厨师知道这顿饭里到底有什么！别不好意思。通常情况下，点完菜服务员都会问你有忌口吗？

> **Tips**
>
> 尽管大多数IBS患者都觉得这种障碍相当尴尬，因此很难启齿，但如果把它告诉生活中最亲密的人，会鼓励其他人更尊重你的需求，将有助于你坚持这种饮食方法。餐馆的服务员和厨师通常也都会认真对待的，只要告诉他们。最后，作为朋友和亲人，我们应该了解亲近的人的正确喂养方式。

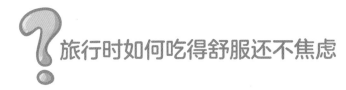

旅行时如何吃得舒服还不焦虑

对于很多IBS患者来说，最具挑战性的时刻之一，就是出去玩。很多朋友说：出去玩？就是在给自己找麻烦。毕竟找厕所、等车、选择吃啥都是很难的抉择，稍有不慎就吃出毛病了，一有症状立马焦虑，还找不到厕所，哪还有心思玩乐。尤其在外旅行，吃点当地的小吃吧？油炸，高糖，高油，想想还是算了吧。于是，通常你唯一的选择就是快餐店或者有名的酒楼了。那么，该怎么办？有办法吗？

如果你不得不旅行，需要花时间计划吃什么，就像也要考虑要带什么衣服，要不要带伞一样。

- **"国内游"点什么？吃什么？**
- 简单的当地特色小吃还是可以吃一点的。
- 自带无乳糖牛奶，泡点茶加点奶就是自制奶茶啦。
- 烧烤撸起来，火锅涮起来。
- 茶楼坐一坐，喝杯小茶歇一歇。
- 自带白开水。
- 没有用酱料腌制的原切牛排。
- 烤鸡、鱼、牛排、猪肉或羊肉，包括不含洋葱的肉串。
- 简单的炒时蔬，越简单的菜肴越安全。
- 新鲜或熟食海鲜也是个选择。
- 以米饭为主要食材的菜肴，如寿司、饭团。
- 鸡蛋（如果耐受），包括低FODMAP馅料的煎蛋卷。
- 烤马铃薯、红薯。
- 无麸质西点。
- 玉米饼和薯片。
- 低FODMAP水果。

● 公路旅行

开自己的车旅行确实会让低FODMAP饮食之旅变得更容易一些，你可以在车里打包低FODMAP零食和自己做的餐食。还可以随时去厕所，厕所在导航软件上都是可以查到的——打开任何一个导航软件，输入"厕所"，导航会带你去最近的洗手间。

> **至关重要的信息**
>
> 在一次典型的公路旅行中，大多数人在感到饿的时候会停下来吃东西，而不是计划在某个特定的目的地停下来。只要有可能，尽量在较大的城镇或服务区停留，在那里可能有更多的食物选择。

● 空中旅行

航空旅行带来了一系列挑战。由于空中旅行提供的餐食很少，所以到达机场时尽量吃饱，虽然自带低FODMAP零食是理想的选择，但可能会受到空间、航空公司和安全方面的限制。在旅行之前，一定要看看最新的规定，哪些食物可以通过安检，查明航空公司是否对允许上飞机的食物有限制。此外，你可以提前打电话给航空公司，询问是否可以为特殊饮食需求的人备餐。

● 国外旅行注意事项

虽然低FODMAP饮食法现在世界上许多国家使用，但它仍然是一个相当新的饮食概念，不可能在每个要去的国家都找到"FODMAP友好型"食物。明智的做法是阅读所有包装食品上的成分表，可以使用翻译机，或者使用翻译软件查看低FODMAP和高FODMAP食物的翻译。在餐馆吃饭时，不要以为所有的饭菜都是用和中国一样的配料和方法做的，即使中餐馆也不是，毕竟当地的中餐馆已经适应了当地华人的口味。带上一些零食是明智的，以防万一。

●"国外游"点什么？吃什么？

你进入国外第一个吃饭的地方很有可能是麦当劳、肯德基等快餐店，安全的早餐选择是有限的，一杯浓汤，如果鸡蛋耐受，你还可以找到一个含鸡蛋的早餐搭配；午餐和晚餐，烤鸡肉配沙拉，薯条或炸薯饼是一个不错的选择，虽然不是那么的健康，但是它们可以填饱肚子。很有可能国外的快餐店提供不含麸质的食物，在点餐前确保它们不含其他高FODMAP食物成分，或者告诉服务员你的需求。

美国

✓ 注意：避免奶油酱的沙拉

✓ 安全推荐：烤三文鱼配米饭或烤鸡配烤土豆（土豆泥通常含有牛奶或奶油）

法国

✓ 注意：传统的法国酱汁，如蛋黄酱、白酱（beurrc blanc）和白汁（bechamel）通常都含有奶、奶油或青葱

✓ 安全推荐：鸡排或牛排

意大利

✓ 注意：像香熘鸡肉片（piccata），米兰菜（Milanese），马萨拉菜（Marsala）和帕尔马干酪（Parmesan）等都撒上面粉或面包屑，基本上所有的意大利酱里都充满了大蒜和洋葱。还有，所有的东西都要配意大利面吃……

✓ 安全推荐：意大利调味饭（但不含帕尔马干酪、豌豆或蘑菇）或无麸质意大利面（问问服务员他们有没有无麸质奶油酱）

墨西哥

✓ 注意：几乎所有的食物里都有牛油果和洋葱

✓ 安全推荐：鸡肉、牛肉，或墨西哥烤虾配玉米饼（告诉服务员不要洋葱和豆子）

日本

✓ 注意：日本料理是一种清新可口的、FODMAP友好型美食，但要注意"天妇罗"（意为油炸过的）字样的食物，注意含有"照烧酱"的食物（通常是用复合酱料和大蒜做的）

✓ 安全推荐：大部分食物，寿司、金枪鱼卷或生鱼片，只要注意FODMAP成分即可

韩国

✓ 注意：韩国料理大都是FODMAP友好型美食，但要注意韩国泡菜（通常免费索取，需要适量），韩国酱料（吃烤肉会用，含有蒜和洋葱）；有名的拉面可能就要放弃了，但你可以尝试一些炒年糕

✓ 安全推荐：大部分韩餐，吃炸鸡时可以把表层的面糊拿掉

北欧

✓ 注意：北欧面包很棒，但是真不适合

✓ 安全推荐：新鲜的鱼货

不仅仅是以上列举的国家，其实，在国外旅行，你会发现很多饭店都提供中文菜单，菜单上都会写有食物成分和热量。所以，不要紧张，既然出去了，那我们就玩得开心。

朋友聚会和社交活动

"我不敢跟朋友出去吃饭，我怕他们误会。"

"不敢出去，我怕找不到厕所。"

"不好意思跟朋友出去玩，我老是想要去厕所。"

"尤其不敢跟领导出去办事，压力太大了。"

更重要的是，它让我产生了焦虑感，甚至都不敢谈女朋友。许多IBS患者朋友都一样，社交活动、聚会可能已成为一件让人恐惧的事情。甚至跟领导出去办点事，都很有压力，因为怕上厕所，怕找不到厕所。帮助朋友们解决这些问题是我们科普低FODMAP饮食的初衷，低FODMAP饮食可以使预期的焦虑成为过去。然而，当你参加社交聚会时，可能仍然会担心吃什么是安全的。既然你选择了低FODMAP饮食法，那么我们就要想一些小小技巧，帮助你明智地选择吃什么和不吃什么，而不是抓着某样东西，然后在内心默默地祈祷不要发生不适反应。这种感觉好像买彩票，是否中奖完全靠运气。

● 提前计划，来个家庭聚会

家庭聚会，能充分展现厨艺，增进友谊，重要的是放松，不拘束、不焦虑。

如果朋友邀请你去家里参加家庭聚会

那么事情就好办了，可以这么做：

● 提前沟通，告诉对方想吃的食物，让他准备好。

朋友邀请你去他家，这意味着他们重视你的陪伴。你的朋友一定会提前问你想吃什么的。

- 询问对方准备了什么美食。

告诉他们某种食物你不能吃。带一份你喜欢吃的，并且是你能吃的美食，分享给大家。这样你就多了一个备选食物，如果其他食物不能吃，起码可以吃点自己带的。最好是你自己做的。

- 直接告诉对方你的状况，获得支持。

如果你要参加一个不熟识的人的聚会

那么，可以这么做：

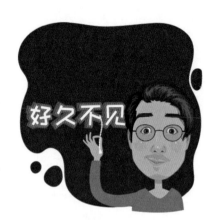

- 选择不去。

- 可以选择在出发前吃点东西，这样你就不会太饿，自然也不会狼吞虎咽或者看到美食垂涎欲滴。

- 告诉他们，有点着凉，肠胃怕冷不舒服，不敢随便吃东西。

- **聚会时吃什么**

素食主义者：简单的炒时蔬，或者火锅店涮点低FODMAP蔬菜。

喜欢吃海鲜：大部分新鲜海鲜都是低FODMAP，选择性更多，但新鲜最重要，当然海鲜性凉，不宜多吃。

标准的大型"食肉动物"：那就更好办了，肉类都是低FODMAP食物。

喜欢有情调的餐厅：日料、韩餐、西餐厅都是不错的场所。当然，有朋友会问，可以吃连锁牛排店的牛排吗？这个还需问清楚店员，牛排里放了什么酱料。

喝点饮料

事实上，水是最好的饮料，我们的经验是，可以简单地做一个水果茶，加点柠檬和薄荷叶。有很多朋友觉得水没有味道，就会喝一些果汁。吃一个低FODMAP水果也是很不错的选择，比如草莓、葡萄、橙子、柠檬、百香果。但需要注意，冰水太凉，刺激肠胃；温水暖暖的，肠胃舒适。

> 那我们每天喝多少水合适呢？
>
> 有营养学家、医师提出简单的方式：用每千克体重乘以30毫升计算就是一天所需要的水量。若女生以50千克、男生70千克计算，一天大概要分别摄取1500与2100毫升的液态水。

● 酒类

酒精，与FODMAP水平不同，甚至不要在乎是高是低。酒精对肠胃有刺激性，在一定程度上会增加症状，进一步加剧肠胃压力。在聚会中，尝试交替饮用含酒精的饮料和水，经常喝大量的水来保持身体所需水分，也可以帮助那些便秘的朋友保持有规律的排便，帮助减轻节日烦恼。如果选择饮酒，请遵循相关法律，比如"喝酒不开车，开车不喝酒"，并选择低FODMAP类型，对于怀孕、计划怀孕或哺乳的女性来说，最安全的建议是不喝酒。

☆ 各类葡萄酒（这是常见但不错的选择）

☆ 啤酒（一瓶尚可，多了就不太好了）

☆ 伏特加威士忌白兰地

☆ 杜松子酒

大多数艾尔啤酒、拉格啤酒和烈性黑啤，都是用小麦酿制的，在这里，就不要考虑小麦是不是低FODMAP的问题了，麦芽不是问题。没有提到的朗姆酒、调制甜酒和苹果酒等属于高FODMAP酒精饮料。关于啤酒，想要多说几句：有的啤酒配料表上会写着"酵母"这两个字，但并不是所有啤酒都有，如果你酵母过敏，就需要注意了。

另外，有一种神奇的酒，叫作无醇酒。无醇酒就是指不含酒精或酒精含量极少的啤酒，酒精含量一般不足1%，但仍保留着传统啤酒的色、香、味。很多大超市可以买到。有朋友会喝格瓦斯，但是它含有果葡糖浆，属于高FODMAP饮料。

一句话，所有的酒，请适度、适量。

● 咖啡

喝咖啡还是没有问题的。总结如下：

☆ 美式咖啡（浓缩咖啡）

美式咖啡+无乳糖牛奶

美式咖啡+大豆蛋白奶

美式咖啡+少量奶油

美式咖啡+苏打水

……

☆ 速溶黑咖啡

速溶黑咖啡+植脂末（咖啡伴侣）

……

☆ 马来西亚速溶白咖啡

并不是所有的三合一咖啡（速溶咖啡粉）都能喝，需要看配料表。

至于口味，可以随意搭配。睡眠质量不好和咖啡不耐受的，不建议饮用！咖啡因会刺激肠胃，适量很重要，如果胃酸反流，选择无咖啡因的，咖啡因会加剧胃酸反流。

● 茶饮

说到茶，只要不影响睡眠，适当浓度都可以接受。

☆ 红茶、绿茶、黑茶、白茶、乌龙等常见的中国茶都是可以的，但要降低浓度

☆ 菊花茶、蒲公英茶、薄荷茶、各类花草茶都是可以的，但务必降低浓度

☆ 南非茶、印度茶也可以接受

过多茶会刺激肠胃，加重症状，还会造成睡眠障碍。瓶装茶饮大多含有果葡糖浆等糖醇成分，不推荐饮用。

● 果汁

橙汁、柠檬汁、葡萄汁、蔓越莓汁、草莓汁、胡萝卜汁、番茄汁仅限于现榨果汁，你要见证"从固态到液态的全过程"。水果含有果糖，果汁要适量。至于加工的饮料，大多含有果葡糖浆等糖醇成分，需要多加注意。

● 蔬菜汁

我们平时经常会喝到的、自制的混合蔬菜汁，除了那些含有洋葱或大量甜菜、芹菜等高FODMAP蔬菜外，蔬菜汁应该是没有问题的，而且应该是健康的。

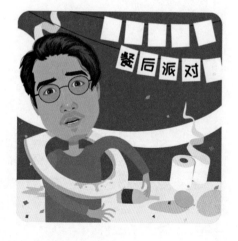

● 奶茶

自制奶茶是可以接受的，成分越简单越好。

　☆ 茶+无乳糖牛奶

　☆ 茶+咖啡伴侣 / 植脂末

如果乳糖不耐受，外面售卖的奶茶不管有没有珍珠，都要慎重。

● 椰汁

新鲜椰子水喝上一点，没问题，如果喝一个，那就看你的身体是否能够耐受；椰奶粉和椰奶酸奶可以，但是，加工的椰汁，就不推荐了。

● 牛奶、豆浆、可可粉

　☆ 牛奶建议无乳糖，或者搭配"乳糖酶"

　☆ 纯可可粉，适量可以接受

　☆ 米浆、燕麦浆，是可以的

　☆ 普通豆浆不可，仅限由大豆提取物制成，即纯正的大豆蛋白奶

除此之外，普通养乐多，因为脱脂奶粉含量尚可，且容量少，一瓶适可；舒化奶等无乳糖牛奶可以尝试。

> **至关重要的**
>
> 过多酒类、咖啡和茶会刺激肠胃，加重症状，当你实施低FODMAP饮食时，要避免饮酒。

吃点零食

低FODMAP零食推荐成分简单的、天然的食物，这种食物可以让肠胃舒适，简单的配料表也会让你吃得更健康。像一些未经过度加工的玉米片、爆米花、火腿、巧克力（含量越高越安全）、冻榴莲 / 冻草莓、极少量的纯冰激凌球也是可以接受的。以下产品很容易找到，但需要注意食物标签是否含有高FODMAP成分，这一点在任何时候都适用。

☆ 无麸质饼干 / 面包（这个要仔细辨别）

☆ 米糕、米饼、玉米片、薯条和薯片

☆ 爆米花

☆ 火腿肠、巧克力（含量越高越安全）

☆ 没有高FODMAP成分的海苔制品

☆ 没有高FODMAP成分的肉脯 / 鱼片

☆ 荞麦面条

☆ 燕麦片（纯燕麦，非膨化）。纯燕麦片是我们非常喜欢的食物，简单易操作，重要的是含有大量的水溶性膳食纤维，对便秘和降低胆固醇、脂肪有益处。饿了，就用热水泡一杯

☆ 藜麦片（纯藜麦，非膨化）。纯藜麦片是口感很好的食物，极其软糯。饿了，随时冲一杯。任何品牌均可，只要成分单一

☆ 黑芝麻糊

当然坚果这么优质的零食不能少：

☆ 瓜子、栗子、榛子、松子、南瓜子

☆ 花生、核桃、夏威夷果、碧根果

但是，吃坚果一定要适量，水果干、果脯类不建议，可以吃点新鲜水果，健康又美丽……水果是

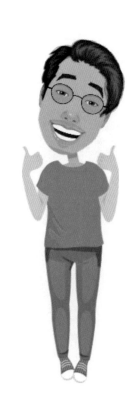

最优质的零食。

我们已经从水果等健康的碳水化合物中获得了天然糖，所以添加糖是不必要的。

> **Tips**
>
> 甜味剂是个大问题，这也是为什么家长们、朋友们经常跟我们说的"肠胃不好，少吃甜"的原因。就一句话，所有低FODMAP成分的零食，只要你喜欢都可以吃。过度加工的食物不够健康。

蛋白质粉的选择

高蛋白粉，顾名思义，就是蛋白质含量很高的粉。许多人出于各种原因使用蛋白质粉，例如减肥、健身，或其他需要满足蛋白质需求。健身的人因为需要吃较多蛋白质，所以有时肉不够多的话，就会需要靠蛋白质粉来达到目标。问题是，低FODMAP饮食有没有必要特意使用蛋白质粉呢？其实，没有什么必要。但是，如果你有需求，需要选择使用一款适合肠易激综合征的蛋白质粉，那么以下内容将帮助你找到一款安全的。

● 蛋白粉是低FODMAP吗？

答案很简单，取决于蛋白粉添加了什么成分。如果你喜欢喝国外带回来的蛋白质粉，那么你可能会见过印有Low FODMAP字样或者标有FODMAP FRIENDLY认证的产品。没错，它是经过实验室测试并证明是低FODMAP的蛋白质粉。

如果产品通过认证，就不需要阅读配料表。因为经过实验室测试并认证的根本就不存在FODMAP问题。如果蛋白粉未经认证，则需要阅读配料表，确定产品的成分是否含有FODMAP成分。接下来，我们介绍两种最常见的蛋白粉（乳清蛋白和豌豆蛋白）之间的区别，以及如何确定该蛋白粉是否为低FODMAP。

● 乳清蛋白粉

乳清蛋白是在奶酪制作过程中形成的，凝乳从乳清中分离出来，乳清被干燥并变成粉末。根据加工水平，乳清可以分为天然乳清、分离乳清蛋白（WPI）、水解乳清蛋白（WPH）和浓缩乳清蛋白（WPC）。

> "分离乳清蛋白"是低FODMAP。如果每份"水解乳清蛋白"和"浓缩乳清蛋白"的乳糖含量低于1克，或产品中添加了名为"乳糖酶"的成分，使其不含乳糖，且不含其他高FODMAP成分，则"水解乳清蛋白"和"浓缩乳清蛋白"为低FODMAP。这可以通过查看成分标签来确定。

● 阅读乳清蛋白粉"配料表"

在中国，大部分的蛋白质粉都属于混合蛋白质粉一类，并添加了一些额外成分来增加风味。如果本身对乳糖不耐，不建议食用浓缩乳清蛋白粉，应转用无乳糖的或含有极低乳糖的分离乳清蛋白。至于成分复杂，或者没有标明属于哪种乳清蛋白的产品，建议"肠胃敏感星人"慎重考虑，尤其是慎重选择成分极其复杂的。

● 豌豆蛋白粉

虽然豌豆本身被认为是高FODMAP，但豌豆蛋白粉实际上是低FODMAP，除非添加了高FODMAP成分。大豆蛋白与豌豆蛋白类似，只含有大豆蛋白的蛋白质粉属于低FODMAP。

在中国，大部分的植物蛋白质粉都属于混合蛋白质粉一类，比如添加了大豆蛋白和豌豆蛋白，这种产品一般统称为"植物蛋白粉"，并添加一些额外成分来改善口感。

● 蛋白质粉中常见的高FODMAP成分

检查产品的成分是否添加了任何高FODMAP成分，如菊粉和椰子粉，以及高FODMAP甜味剂，这一点对于选择蛋白质粉来说尤其重要。这些成分使蛋白质粉的FODMAP含量增高，因此并不适合低FODMAP饮食。

Tips

　　喝哪种蛋白质粉比较好？挑选成分简单的，添加剂少的，毕竟我们是选择蛋白质粉不是选择饮料，口感就可以放一放。其实，除了低FODMAP成分外，并没有特殊的品牌限定。大豆蛋白、乳清蛋白都能满足我们的需求，蛋白质也有其他来源，如蛋、牛肉。

适合肠易激综合征的最佳益生菌选择

　　益生菌对大多数健康的成年人都是安全的。目前，用于益生菌产品的菌株种类差异很大，需要进一步研究来澄清益生菌的作用和价值。如果证明有用，还需要确定哪些菌株最有帮助，要吃对，还要看益生菌的成分。

　　需要注意的是，你是否区分了"益生菌"和"益生元"，这很重要。世界卫生组织将益生菌定义为"活的微生物，当给予足够的量时，对宿主的健康有益"。其主要目的是通过平衡"好"和"坏"细菌的比例来改善肠道菌群，这可能有利于消化，对IBS症状有积极的影响。作为益生菌的食物，益生元刺激有益的肠道微生物群增长。含有这些不可消化的碳水化合物的食物，被称为FODMAP，最常见的益生元是低聚糖。大多数益生元恰好是高FODMAP食物，在一些人身上，它们可能是弊大于利，因为它们会发酵并产生气体。

● 哪种益生菌对IBS最有效？

　　IBS的研究人员很难确定益生菌到底有多大的效果。因为患者人群在益生菌菌株和剂量方面存在差异。一般而言，越来越多新的证据表明：益生菌有助于改善整体症状反应和生活质量。这适用于所有类型的IBS（IBS-d、IBS-c和IBS-m）。然而，它们似乎在专门治疗腹部疼痛，过多的气体和腹胀方面效果较差[1]。在2015年

---

[1] Effects of probiotic type, dose and treatment duration on irritable bowel syndrome diagnosed by Rome Ⅳ criteria: ameta–analysis.

耶鲁大学的研讨会上，两种特殊的益生菌种被确定为肠易激综合征的最佳选择[1]：

- ✓ 婴儿双歧杆菌Bifantis（*Bifidobacterium infantis* 35624）：一群通常生活在肠道中的细菌，特别35624菌株。许多人的肠道缺少这种菌株。
- ✓ VSL#3：一种由8种菌株（详见下图中的菌株）组成的益生菌混合物。

适合IBS的菌种选择

适应证	评分	菌株
IBS	B	婴儿双歧杆菌35624 *Bifidobacterium infantis*35624
IBS	B	VSL#3：一种由8种菌株组成的益生菌混合物
		3株双歧杆菌属 *Bifidobacterium* 长双歧杆菌 *Bifidobacterium longum* 短双歧杆菌 *Bifidobacterium breve* 婴儿双歧杆菌 *Bifidobacterium infantis*
		4株乳杆菌属 *Lactobacillus* 嗜酸乳杆菌 *Lactobacillus acidophilus* 干酪乳杆菌 *Lactobacillus casei* 保加利亚乳杆菌 *Lactobacillus bulgaricus* 植物乳杆菌 *Lactobacillus plantarum*
		1株链球菌属 *Streptococcus* 嗜热链球菌 *Streptococcus thermophilus*
IBS	C	动物双歧杆菌（乳双歧杆菌）*Bifidobacterium animalis*（*Bifidobacterium lactis*）
IBS	C	植物乳杆菌299V *Lactobacillus plantarum*229V

数据来源：
Recommendations for Probiotic Use—2015 Update: Proceedings and Consensus Opinion

---

[1] Recommendations for Probiotic Use—2015 Update: Proceedings and Consensus Opinion.

如上图所示，植物乳杆菌299V（*Lactobacillus plantarum* 299V）和动物双歧杆菌（*Bifidobacterium animalis*，也被称为乳酸双歧杆菌*Bifidobacterium lactis*）也得到了评分，尽管没有那么高。常见的鼠李糖乳酸杆菌（*Lactobacillus rhamnosus*）并未在表中体现。所以，当你看到某些声称专门用于肠易激（IBS）的益生菌，菌株却有以上两种菌的，就要谨慎选择。

> **注意**
>
> 　推荐／评分是以 A、B或C等级给出的。没有一个关于肠易激综合征的益生菌建议被评为A级，因为这需要更多的研究。

● **缓解腹痛的益生菌**

腹痛是IBS的主要症状之一，它通常出现在下腹部或整个腹部，排便后感觉消退。

如果你有腹痛，寻找这些标签的益生菌：

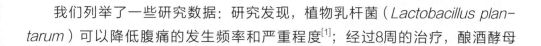

- 植物乳杆菌（*Lactobacillus plantarum*）

- 嗜酸乳杆菌（*Lactobacillus acidophilus*）

- 干酪乳杆菌（*Lactobacillus casei*）

- 两歧双歧杆菌（*Bifidobacterium bifidum*）

- 动物双歧杆菌（*Bifidobacterium animalis*），也被称为乳酸双歧杆菌（*Bifidobacterium lactis*）

- 酿酒酵母（*Saccharomyces cerevisiae*）

我们列举了一些研究数据：研究发现，植物乳杆菌（*Lactobacillus plantarum*）可以降低腹痛的发生频率和严重程度[1]；经过8周的治疗，酿酒酵母

---

[1] Clinical trial: Lactobacillus plantarum 299v (DSM 9843) improves symptoms of irritable bowel syndrome.

（*Saccharomyces cerevisiae*）明显减轻疼痛[1]；在另一项研究中，参与者连续8周饮用含有两歧双歧杆菌（*Bifidobacterium bifidum*）、动物双歧杆菌（*Bifidobacterium animalis*，也被称为乳酸双歧杆菌*Bifidobacteriumlactis*）、嗜酸乳杆菌（*Lactobacillusacidophilus*）和干酪乳杆菌（*Lactobacillus casei*）的益生菌溶液，他们的疼痛症状明显减轻[2]。虽然这项研究是积极的，但还需要更多的研究来证实这些菌株的作用。

● 缓解腹胀／胀气的益生菌

大多数患IBS的朋友也会有一些腹胀。在某些时候，吃某些高FODMA食物，腹胀就会加剧。

有许多不同的优质益生菌菌株已被证明可以缓解和预防腹胀，包括干酪乳杆菌（*Lactobacillus casei*）和婴儿双歧杆菌35624（*Bifidobacterium infantis* 35624）。研究发现，植物乳杆菌（*Lactobacillus plantarum*）可以减少腹胀症状的发生频率和严重程度[3]；一项研究用植物乳杆菌发酵的玫瑰果汁和燕麦混合汤来治疗患者。试验组气体明显减少，并且腹痛减轻[4]；另一项研究发现，IBS患者在服用含有动物双歧杆菌（*Bifidobacterium animalis*，也被称为乳酸双歧杆菌*Bifidobacterium lactis*）、嗜酸乳杆菌（*Lactobacillus acidophilus*）、德氏乳杆菌保加利亚亚种（*Lactobacillus bulgaricus*）和嗜热链球菌（*Streptococcus thermophilus*）的四种补充剂，四周后腹胀减少[5]。

[1] A randomized clinical trial of Saccharomyces cerevisiaeversus placebo in the irritable bowel syndrome.

[2] Effect of Probiotics on Symptoms in Korean Adults with Irritable Bowel Syndrome.

[3] Clinical trial: Lactobacillus plantarum 299v (DSM 9843) improves symptoms of irritable bowel syndrome.

[4] Alteration of intestinal microflora is associated with reduction in abdominal bloating and pain in patients with irritable bowel syndrome.

[5] Therapeutic effects, tolerability and safety of a multi-strain probiotic in Iranian adults with irritable bowel syndrome and bloating.

👉 *如果你有腹胀或胀气，寻找这些标签的益生菌：*

- 植物乳杆菌（*Lactobacillus plantarum*）

- 嗜酸乳杆菌（*Lactobacillus acidophilus*）

- 德氏乳杆菌保加利亚亚种（*Lactobacillus bulgaricus*）

- 动物双歧杆菌（*Bifidobacterium animalis*），也被称为乳酸双歧杆菌
  （*Bifidobacterium lactis*）

- 嗜热链球菌（*Streptococcus thermophilus*）

- 干酪乳杆菌（*Lactobacillus casei*）

- 婴儿双歧杆菌35624（*Bifidobacterium infantis* 35624）

● 对腹泻有效的益生菌

这里需要区分肠易激综合征的腹泻与抗生素引起的腹泻，不同的腹泻种类需要不同的益生菌。我们在这里探讨的是IBS腹泻症状。

👉 *如果你腹泻，寻找这些标签的益生菌：*

- 鼠李糖乳杆菌（*Lactobacillus rhamnosus*）

- 嗜酸乳杆菌（*Lactobacillus acidophilus*）

- 德氏乳杆菌保加利亚亚种（*Lactobacillus bulgaricus*）

这些益生菌还需要更多的研究（或者存在结果矛盾现象），请谨慎服用：
- 凝结芽孢杆菌（*Bacillus coagulans*）
- 布拉酵母菌（*Saccharomyces boulardii*）——似乎在治疗抗生素引起的
  腹泻中有效果，但不是肠易激综合征引起的腹泻，如IBS-D
一种被称为凝结芽孢杆菌（*Bacillus coagulans*）的益生菌已被发现可以改善多种症状，包括腹泻和大便频率。然而，迄今为止的研究还很少，所以还需要更多

的研究[1, 2]。

抗生素的使用是另一种常见的腹泻原因。当抗生素杀死引起感染的有害细菌时，有益细菌也会被杀死，细菌平衡的改变会导致炎症和腹泻。一项对儿童和成人的研究表明，服用益生菌有助于减少由于抗生素治疗可能发生的腹泻。然而，最有效的益生菌菌株未被讨论。但在另一项研究中，医院和临床营养师成功地使用布拉酵母菌（*Saccharomyces boulardii*）治疗抗生素引起的腹泻。它还被证明可以显著减少克罗恩病患者的排便频率和其他症状。但更多的研究表明布拉迪酵母菌对IBS没有效果[3]。

总的来说，利用益生菌治疗IBS患者腹泻似乎并不十分有效，因为只有少数小规模的研究表明有所改善。可能有积极作用，但需要更多的研究。

● 对便秘有效的益生菌

正如讨论其他症状一样，虽然其中一些结果是有希望的，但迄今为止的研究还很少。尚未有足够的研究证实益生菌是否真正有益于IBS患者的便秘。

从这些数据来看，如果有便秘问题，那么至少要选择含有乳酸杆菌（*Lactobacilli*）的益生菌。治疗便秘最好的益生菌组合是：选择同时含有植物乳杆菌（*Lactobacillus plantarum*）和动物双歧杆菌（*Bifidobacterium animalis*）的益生菌。

☞*如果你便秘，寻找这些标签的益生菌：*

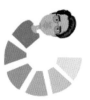

- 嗜酸乳杆菌（*Lactobacillus acidophilus*）

- 罗伊氏乳酸菌（*Lactobacillus. reuteri*）

- 植物乳杆菌（*Lactobacillus plantarum*）

- 鼠李糖乳酸杆菌（*Lactobacillus. rhamnosus*）

- 动物双歧杆菌（*Bifidobacterium animalis*），也被称为乳酸双歧杆菌（*Bifidobacterium lactis*）

[1] Bacilluscoagulans MTCC 5856 supplementation in the management of diarrhea predominant Irritable Bowel Syndrome: a double blind randomized placebo controlled pilot clinicalstudy.

[2] Effects of a proprietary Bacillus coagulans preparation on symptoms of diarrhea–predominant irritable bowel syndrome.

[3] Role of Saccharomyces boulardii in diarrhea predominant irritable bowel syndrome.

● 改善情绪、缓解焦虑的益生菌

我们的肠道菌群也可以和大脑沟通交流，或者更科学地称为"肠-脑轴"。事实上，肠道和大脑健康之间有着密切的联系，这是双向的。

🖐 如果你想改善情绪，寻找这些标签的益生菌：

- 长双歧杆菌（*Bifidobacterium longum*）

- 短双歧杆菌（*Bifidobacterium breve*）

- 婴儿双歧杆菌（*Bifidobacterium infantis*）

- 两歧双歧杆菌（*Bifidobacterium bifidum*）

- 嗜酸乳杆菌（*Lactobacillus acidophilus*）

- 干酪乳杆菌（*Lactobacillus casei*）

- 瑞士乳杆菌（*Lactobacillus helveticus*）

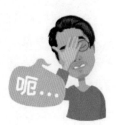

一些研究显示：益生菌似乎对广泛性焦虑和与特定原因相关的焦虑均有效。在一项为期8周的抑郁症患者研究中，服用嗜酸乳杆菌（*Lactobacillus acidophilus*）、干酪乳杆菌（*Lactobacillus casei*）和两歧双歧杆菌（*Bifidobacterium bifidum*）的患者抑郁症状明显减轻。更重要的是，他们的胰岛素水平和炎症标志物都有所下降[1]。一项发表在《*Frontiers in Neuroscience*》上的研究表明，服用嗜酸乳杆菌、干酪乳杆菌、两歧双歧杆菌和发酵乳杆菌（*L.fermentum*）对认知功能（如学习能力和记忆力）产生积极影响[2]。

考虑到肠道疾病患者更容易出现抑郁、焦虑、创伤后应激障碍（PTSD）等精神疾病，以及普通的压力，每天摄入益生菌，加上低FODMAP饮食，是改善情绪的明智策略。

---

[1] Clinical and metabolic response to probiotic administration in patients with major depressive disorder: A randomized, double-blind, placebo-controlled trial.

[2] Effect of Probiotic Supplementation on Cognitive Function and Metabolic Status in Alzheimer's Disease: A Randomized, Double-Blind and Controlled Trial.

● 如果患有肠易激综合征，应该如何发挥益生菌的最大功效呢？

益生菌补充剂通常包含几种细菌的组合，品牌信息通常会列出它们所含的菌株。在服用益生菌补充剂的最初几天，你可能会遇到与消化有关的副作用，例如胀气／腹胀和轻度的腹部不适。但是，调整之后，应该会开始改善。对于免疫系统受损的人，包括那些患有艾滋病和其他多种疾病的人，益生菌会导致其他风险，如果有健康问题，请在服用益生菌之前遵医嘱。

由于益生菌较不耐热，若添加在水中服用（主要是粉状），请使用冷开水或温开水，温水大约40℃，烫口的热水则不建议。要提醒服用抗生素者，因抗生素会杀死肠道好菌，建议可多吃益生菌保护肠道，但一定要错开两者的食用时间，摄取抗生素1~3小时后再吃益生菌，才不会让抗生素杀死益生菌。

益生菌是健康食品，不是药，也没有保证的疗效，建议不要把益生菌当万灵丹。虽然益生菌有益健康，不过对于许多成年人来说，肠道生态已达到稳定平衡的状态，难以短时间与这些菌种竞争，若想借由服用益生菌达到保健功效，建议持续、稳定地补充，重要的是彻底改善生活习惯、管理情绪及调节压力，才能真的有助于好菌生长。

Tips

益生菌中最常见的乳酸杆菌（*Lactobacilli*）也存在于酸的食物中，如酸奶、泡菜、奶酪和酵母面包／酸面包及其他发酵食品中。为了达到良好的效果，需要每天从食物或补充剂中摄入足够的益生菌，因为益生菌必须经过充满胃酸的胃到达小肠，很多会在途中死亡。根据益生菌的种类，益生菌补充剂中只有10%~30%的益生菌能进入肠道，而且它们在购买时可能已经死亡，因为装在药瓶里的它们恐怕不能很好地存活。尽管如此，在益生菌使用对IBS患者的影响的研究中，超过一半的研究表明这些胶囊是有益的。最重要的是：值得一试。

如果你有兴趣尝试益生菌，下面是一些补充益生菌的关键技巧：

✓ 选择一种有研究支持的益生菌

✓ 根据症状选择益生菌：选择对你的问题有用的菌株

✓ 服用正确的剂量：使用生产商建议的剂量

✓ 坚持尝试一种产品至少4个星期，并监测你的症状花点时间选择一种最适合你需要的益生菌，它们可以有效缓解IBS症状。即使症状没有得到显著的改善，益生菌仍然提供其他巨大的健康益处，可以成为健康生活方式的一个有价值的组成部分。请记住，一些益生菌补充剂含有的高FODMAP成分可能会使你的症状恶化。这些包含菊糖（菊粉）、乳糖、果糖、低聚果糖、山梨醇和木糖醇。如果你的症状是由以上任何一种因素引起的，寻找不含有这些成分的益生菌。

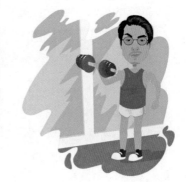

IBD患者的症状，如结肠炎和克罗恩病也可以受益于益生菌，因为这些有益的菌群可以减少炎症。此外，由于肠易激综合征的症状多种多样，有时一种症状有所改善，而其他症状则没有缓解。

如何用低FODMAP饮食来恢复和培养肠道菌群

我经常听人说，我们的肠胃问题是由肠道菌群的变化引起的，主要是菌群失调。我们的身体和消化道是数十亿微生物的家，包括细菌、病毒和真菌（如酵母），这些微生物群经常被称为"菌群"，在我们的体内，它们发挥着重要的作用——比如保护我们免受病原体和疾病的侵害，确保我们有规律地排便，帮助我们消化，吸收营养。出生时，我们的消化道是无菌的（不含细菌、病毒或真菌），这就是为什么新生儿不能有效地抵抗感染的原因。很快，微生物开始在肠道内生长和繁殖——有些来自母亲，有些来自环境。

● 什么是"好菌""坏菌"？肠道菌群的作用是什么？

肠道微生物"最健康"的构成是有益细菌（例如乳酸菌和双歧杆菌）和病原细菌（如沙门氏菌、大肠杆菌和空肠弯曲杆菌）的平衡。"有害的"肠道细菌不一定是有毒或危险的[1]。正确数量的"有害菌"，它们在人体内发挥重要作用，比如，保护我们对抗外部环境的其他致病菌。但当它们生长失控，就会影响消化和降低免疫力，所以我们说它们坏。只要"好菌"和"坏菌"的数量和种类都合适，而且"好菌"比"坏菌"多，我们的消化系统就会运转顺畅。

这个平衡的细菌设定值被称为常态化。在正常生物状态下，肠道中的微生物帮助我们消化和吸收食物，提高新陈代谢，对抗感染和炎症，预防癌症和自身免疫，甚至改善你的情绪。然而，如果频繁使用抗生素、胃肠道感染或饮食不当，"坏细菌"就会开始掌权，这被称为"菌群失调"，这个术语用来描述微生物的不平衡。这时你可能会患上肠易激综合征或炎症性肠病，对高FODMAP食物变得敏感。

- ● **我们的肠道菌群是如何失调的？**

肠道微生物群从出生开始，且在整个生命周期中都会受到饮食、生活方式、环境、基因、药物治疗和压力等因素的影响而发生变化。每个人的肠道微生物群都是独特的：

- 剖宫产出生的婴儿微生物群不同于顺产出生的，细菌在婴儿通过产道时转移到婴儿身上。
- 配方奶粉喂养的婴儿与母乳喂养不一样，母乳喂养的婴儿会吸收有益的细菌。
- 在生命早期接触过抗生素的婴儿与未接触过抗生素的婴儿体内的微生物群也不同，因为抗生素会杀死细菌和其他微生物。当微生物群重新生长时，可能不会以对身体有益的方式生长。抗生素过量也会让人更容易产生抗药性细菌，而这些细菌很难治疗。
- 大约两岁半，肠道微生物群发达到几乎是人们接下来的几十年所拥有的，只要不显著改变饮食，服用大量的抗生素，或者胡吃海喝。

越来越多的研究表明，过度消灭细菌的环境反而会给人类健康带来危害。英美科学家联合研究发现，那些生活在农村的孩子由于更早接触到带菌的物质，有更多机会与宠物相处，患过敏症、哮喘和湿疹等疾病的概率反而很低。加拿大麦克马斯特大学的研究人员也首次证明，肠道内的细菌会影响大脑的化学反应和行为举止，这是一个重要发现，因为不少常见肠胃疾病往往伴随着情绪焦虑和抑郁。

---

[1] Good Bug, Bad Bug: Breaking through Microbial Stereotypes.

● 肠道微生物群与低FODMAP饮食有何关系?

细菌以你吃的食物为食,所以吃进嘴里的东西决定了细菌的活跃程度和生长速度:有些细菌进食时会产生气体(这个过程称为发酵),导致腹胀和胀气;有些细菌会在进食时引起疼痛和不适,还有一些细菌会在进食时将水吸入或排出肠道,引起腹泻或便秘;你所吃的食物可以减少腹胀、疼痛和不正常的排便,这是通过让食物中的某些细菌挨饿来实现的。

事实上,几十年的研究表明:低FODMAP饮食可以改善许多与功能性肠道疾病和炎症性肠道疾病相关的症状。虽然背后的逻辑仍不完全清楚,但科学家们可以肯定的是:低FODMAP饮食可以减少肠易激综合征和克罗恩病患者结肠中的细菌总数,这可能是它平息肠功能失调症状的一种方式。但是,有研究指出:限制性饮食,例如低FODMAP饮食或无麸质饮食,可能会对肠道微生物的平衡和多样性产生不利影响。尽管它对减轻IBS症状有效,但低FODMAP饮食在4周后会增加营养不良的风险,这也是为什么我们强烈建议你在营养师的帮助下重新引入高FODMAP食物的原因。

● 如何以低FODMAP饮食维持健康的肠道微生物组

获得健康肠道微生物群的最佳饮食是多样化饮食,饮食越多样化,微生物组就越多样化,通过饮食改善微生物群永远不会太晚。低FODMAP饮食不包括很多益生元食品,因为其中许多都是高FODMAP。这些包括:洋葱、大蒜、菊芋、芦笋、豌豆、成熟的香蕉、苹果、小麦。虽然益生元纤维的发酵非常有益,但副作用之一是它会产生可引起腹胀和腹痛的气体。好消息是,低FODMAP饮食仍可提供多种高纤维和益生元食品,某些含有FODMAP的食物可以安全食用至一定数量,但重要的是要注意FODMAP的堆积。多吃这些低FODMAP高纤维食物,以使你的微生物快乐:

除了以上几点以外,还有更多提示:

● 使用优质橄榄油:来自植物脂肪(例如特级初榨橄榄油)与微生物多样性增加有关。这可能是由于橄榄油中的脂肪类型(大量的单不饱和脂肪和多不饱和脂肪)所致,而且还因为其包含大量的多酚和植物性化学物质(例如抗氧化剂)。

● 多酚含量高的饮料:多酚是具有多种健康益处的植物化学物质,可对肠道微生物产生积极影响。这可能是由于益生元特性或针对"坏细菌"的抗菌活性所致。上面提到的许多植物性食物（例如可可、浆果）中都含有大量的多酚，但喝茶、咖啡甚至一杯红酒也可以增加多酚的含量。

● 做一些运动并控制压力：慢性压力（可能是某些人IBS症状的起因）会对肠道细菌的构成产生负面影响。通过冥想、运动或咨询来控制压力可能会有所帮助。运动特别有帮助，因为它可以改善微生物的多样性。

Tips

有一些生活习惯也会影响肠道菌群：

● 经常喝酒可以减少有益的肠道细菌。

● 吸烟会导致肠道营养不良。

● 避免食用人造甜味剂，即使是低FODMAP甜味剂，也可能会对肠道微生物产生负面影响。

有利于培养肠道菌群且不会胀气的高纤维食物

种类	食物	备注
蔬菜	菊苣	适量
	白菜	适量
	毛豆	适量
	黄豆芽/绿豆芽	
	土豆	煮熟
	胡萝卜	
	地瓜（红薯）	容易产气食物，适量
水果	番茄	
	柑橘类	包括橙子（自榨成汁兑水也可）、橘子
	蓝莓	适量
	覆盆子/树莓	适量
	草莓	适量
	未成熟的（绿色）香蕉	
坚果（适量）	奇亚籽	
	南瓜子	
	核桃	
	黑巧克力	>85%最好
谷物	燕麦	
	糙米	
	藜麦	

洋葱、大蒜、菊芋、芦笋、豌豆、成熟的香蕉、苹果、小麦：虽然益生元纤维的发酵非常有益，但是高PODMAP，副作用之一是它会产生可引起腹胀和腹痛的气体。

采购与储备食物

当我们调整饮食，改变饮食习惯时，购买食物就会比平时花费更长的时间，所以，购买食物、计划我们的饮食，就显得特别重要，它不仅可以方便我们坚持低FODMAP饮食法，还可以让我们吃得更全面营养。如果没有足够的时间来计划你将要吃的食物，放弃这个饮食的可能性就会很大。在吃什么的问题上需要了解三件事情：

- ✓ 在家吃饭——自己做、爸妈做
- ✓ 超市购物——计划日常购物清单，更仔细地考虑要购买哪些食物
- ✓ 储备食物——速食的完美替代品

● 为"吃什么"做计划

确保你随时都能吃到合适的食物。这意味需要提前准备食物，计划吃什么食物，甚至都要做好上班带什么食物的准备。我们可不希望自己处于这样一种境地：低FODMAP饮食，没有东西可吃！不知道吃什么东西，那是因为我们还没有做好准备。提前计划我们的食物意味着我们会吃得好、吃得舒服，也不会因为父母或者伴侣的诱惑而偏离我们的饮食，并且仍然可以获得营养。

> ## Tips
>
> **我们的经验：**周末把接下来五天要吃的食物列个提纲。逛一次超市，按照低FODMAP食物清单，购买食物，安排好下一周要吃的食谱。重要的是，都是自己喜欢吃的，而且营养搭配。到头来，你会发现，可以吃的食物有很多。建立自己的食物清单，并坚持下去。
>
> **超市购物**
>
> 线上还是线下，不是问题，问题是买什么，怎么买。相信看到现在，你一定知道答案了吧，如果还拿不定主意，那么本书附录的食物清单或许会帮到你。

> **储备食物**
>
> 　　如果实在懒得做饭，或者不知道今天吃什么，那么储备食物是一个不错的办法。方法很简单：你哪天特别愿意动的时候，或者特别想要露两手厨艺的时候，多准备点食物，把它分装放到冰箱里冷冻，想吃的时候就拿出来，以备不时之需。比如：做一盒子肉丸，早饭可以吃，煮汤可以放点，还可以拌米饭，方便携带；做一大碗土豆泥，早饭可以吃点，可以配饭、当菜，饿了可以当零食。但是不要买太多易腐败的食物，或者做太多食物，吃不完会浪费，因为这些食物的消耗将是相当少的，而且只有一周的时间。

故事专栏 | 我是如何治疗肠易激综合征的?

　　我最害怕的事情是放屁，它真的太可怕了，不管是在办公室还是朋友聚会。太尴尬了，别人不烦我，我都烦自己了。在办公室的时候，我都会假装自己很冷，坐在椅子上，用毯子把自己裹起来。

　　我最大的症状就是胀气，不知道哪来的那么多气，但有一点比较安慰的是不太打嗝。除了肠胃胀气，我还会有点便秘、脑雾、困，偶尔还会长痤疮。当然，如果你存在以上症状，却找不到原因，还有可能对某种食物不耐受。我应对这些症状已经多年了，这一切都是在大学期间服用了一系列抗过敏药物后开始的。像很多人一样，我也加了很多群，很多朋友都说："这病治不好""治好的都是不严重的或者不是什么什么病"这种话，其实我并不太建议这么悲观的下结论。我开始接受这些症状是生活的一部分。我相信，饭后胀气是健康消化的正常部分！

　　其实，低FODMAP饮食法是我家乡医院的一位医生告诉我的。起初我并不知道这是什么，医生只是告诉我，低FODMAP食物会减轻腹胀，让我上网搜。所以，我在"敏感肠胃生存指南"上学到了很多关于低FODMAP饮食的知识。我开始遵循低FODMAP饮食，腹胀的症状竟然神奇般地、明显地改善了。起初，我经常发信息给他们，询问一些食物能不能吃，还发一些食物成分表，后来就不好意思了，他们多次告诉我，"要自己尝试后，才知道能不能吃，每个人对食物的耐受度不一样，有的人可以吃苹果，但有的吃了就会有症状"，对，我就是那个吃了苹果就产生症状的人，产生症状的还有芒果和玉米，等等。一定要形成自己的饮食清单。哪些能吃？哪些不能吃？哪些食物吃多少不会引起症状？哪些食物吃多会不舒服？

但是，我发现一个问题，低FODMAP饮食让我的身体变轻松了，我竟然瘦啦，不仅消除了腹胀、胀气，还减轻了体重。我对体重减轻的分析是：减少了垃圾食物的摄入，以及重视了食物的品质。我现在在群里都快成专家了，很多人也会问我，低FODMAP饮食有效果吗？我会回答：自己尝试后才会知道有没有效果。

低FODMAP饮食能吃的东西还是很多的，一定要自己去发现。其实我在最开始的时候也是懵懵懂懂的，症状也会时好时坏，大家不要太过于焦虑，有时候真的就是正常的反应，症状反反复复也主要在于我并没有严格坚持低FODMAP饮食。现在，整个人都满血复活了……我开始重新引入一些不吃的食物。希望大家积极地管理症状，找到适合自己的治疗方式。

问题最多的食物：

蘑菇 玉米 芒果 牛油果 苹果 大蒜 洋葱

这些是我自己的建议：

- 坚持，一定要坚持，不要总觉得自己不能忍耐，各种不能吃。感受一下你的症状吧，你想治好吗？
- 尽量减少在外就餐。如果不能避免，一定要详细地问服务员菜品成分。
- 积极主动。自己身体只有自己最清楚，不要道听途说。相信自己一定会好起来的。

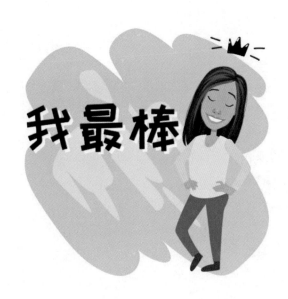

第八章

我在低FODMAP
饮食中遇到的
一些常见问题

本章汇总解答我们在低FODMAP饮食中遇到的
常见问题，以及在饮食上可能改善敏感肠胃症状的
策略，这些策略可用于确定对低FODMAP饮食响应
不佳的原因。

? 我是怎么突然变成FODMAP不耐受的

很多人吃了或喝了一些东西很多年都没有问题，然后有一天吃了某些食物或喝了某些饮料后突然开始胀气、腹胀、腹泻或便秘。我们对不同食物的耐受性在一生中会因多种原因而改变，包括：

- 慢性压力
- 胃肠道感染
- 大量使用抗生素
- 食物中毒
- 年龄
- 女性更年期和男性睾丸激素减少
- 长期使用激素避孕
- 抗抑郁或抗焦虑药物
- 不良的饮食习惯

所有这些因素都会改变消化酶的产生、肠道细胞的完整性、免疫力和肠道微生物群的组成，副作用的强度和对特定食物的不耐受因人而异。如果你注意到消化食物（就像乳制品一样）的能力随着时间的推移而改变，不要惊讶，根据需要改变饮食和生活方式。

我应该使用益生菌吗？

益生菌是一种活菌，可以帮助改善大肠内有益菌的数量和平衡。与医生或专业营养师讨论益生菌，确保自己服用了最满足需要的益生菌。

中FODMAP食物可以吃吗？

当然，它的含量介于中间，所以要根据个人耐受度适可而止，不能吃多。

我需要一直吃低FODMAP食物吗？

这可不行。一开始只吃低FODMAP食物，目的是让你通过第一阶段饮食的严格限制和第二阶段的重新引入之后尽可能吃得正常。但是如果你继续有不耐受反应，饮食可能要做出改变。

我已经完成了低FODMAP饮食的第一步，我感觉很好。为什么要做第二步？

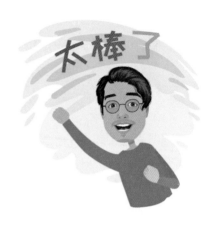

第二步的目标是通过一个重新引入的过程，这样你可以享受一个自由的饮食，增加吃的食物种类，同时仍然保持对症状控制，这是很重要的一步，这样你的饮食就不会受到不必要的限制。没有必要拒绝更多让你感觉好的食物。此外，我们知道FODMAP作为益生元，有益于肠道健康。

我注意到我吃的某些食物是高FODMAP，但它们似乎不影响我的肠胃，我应该避开它们吗？

可以继续吃，只要它们不扰乱你的肠胃。

我的症状能多快开始出现改善？

有些人在短短48小时内就感觉好多了。然而对于其他人，要有耐心，这可能需要几个星期。毕竟每个人的耐受度和症状不同，所以因人而异。

为什么有些食物被认为是高FODMAP食物而不是低FODMAP食物？

我们也在困惑这个问题。有些食物，如蓝莓，少量食用是安全的，只要确保你坚持推荐的量，这样就可以享受喜欢的食物，而不会引发类似肠易激综合征的症状。

低FODMAP饮食会影响我的体重吗？

没有确凿的证据表明低FODMAP饮食对体重有直接影响。然而，观察发现，遵循低FODMAP饮食的两个步骤通常会减少加工食品的数量，并鼓励人们转向更健康的食品选择，遵循低FODMAP饮食也能让饮食计划更有条理，人们可能会因为饮食方式的改变而减肥，而不是因为限制食物摄入本身的影响。但是，不要被愚弄了——有很多低FODMAP食物并不健康，过度沉溺于这些食物并不能帮助你实现任何减肥目标。

我可以在低FODMAP饮食计划中放纵一次自己吗？

不可以。为了更好地达成低FODMAP计划目标，必须在不同阶段严格遵守。当办公室里的生日蛋糕让你无法抗拒时，提醒自己，只要吃一块就意味着前功尽弃。

为什么洋葱油和大蒜油可以安全食用？

FODMAP是水溶性的，但不是脂溶性的。这意味着，洋葱放在肉汤或酱汁中，一旦去掉洋葱，仍然会留下FODMAP。好消息是，这不会发生在油中，这就允许我们可以吃用蒜煸出香的蒜油。

我能吃面包吗？这些面包通常是由小麦制成的，所以它们在FODMAP中的含量不是很高？

通常，小麦、黑麦、大麦都是高FODMAP食物。然而，如果面包是用酸面团制作的，实际上这种面包的FODMAP含量很低。许多无麸质面包的FODMAP也很低。常规的面包制作通常不会破坏面粉的FODMAP，所以建议面包应该是适量的酸面包或标记为"低FODMAP友好"的产品。

我必须选择无麸质食物吗？

不。并不是所有的无麸质食物都适合低FODMAP饮食，例如，一个无麸质的苹果派就不是低FODMAP。此外，低FODMAP饮食的人可以吃少量的小麦、黑麦和大麦，而无麸质饮食的人则完全不能吃这些。

我知道大豆是高FODMAP食物，但是豆奶呢？

大豆含有大量FODMAP，所以当整个大豆被加工成豆奶时，豆奶中的FODMAP含量也会很高。一些豆奶制造商使用大豆提取物，这是大豆的蛋白质部分，从豆奶蛋白或豆奶提取物中提取的豆奶含的FODMAP成分较低——一种名为大豆蛋白奶的产品，适合日常饮食。仍需要阅读成分表来确定豆奶的成分。

我必须小心可能含有FODMAP成分的药物吗？

有些药物只能短时间服用，不太可能造成麻烦。如果长期服用一种含有FODMAP的药物，并且觉得它会加重你的症状，你要告诉医生一种可能的低FODMAP替代品，而不是停止用药。如果没有其他选择，可以考虑进一步限制一些FODMAP的饮食来源，以帮助最小化你的FODMAP总负载。一些"无糖"的咳嗽药可能添加山梨醇、甘露醇或木糖醇，有时剂量非常大，如果这些会引发症状，那你就需要和医生或药剂师聊聊了。

我可以在低FODMAP饮食中吃糖吗？

是的，当然可以，适量吃糖不会引发肠易激综合征。适量的糖包括一份巧克力中含有的糖，或添加到茶或咖啡中的糖。

在过去的时间里我一直坚持低FODMAP饮食，并一直感觉良好，直到有一天，我有一个严重的症状反弹，这是正常的吗？

是的，这对一些女性来说很正常。雌激素或黄体酮水平的任何显著变化都会使我们的肠道变得疯狂。原因如下：肠道里布满了激素受体，它们会对激素的波动做出反应。在经前综合征期间，可能会感到更多的便秘、饥饿和浮肿，而当经期到来时，你可能会经历稀便或腹泻，加上腹痛。与此同时，像往常一样坚持你的饮食，喝大量的水来保持肠道的水分，进行低强度的运动如散步、游泳、瑜伽来帮助控制疼痛。

虽然燕麦和土豆这些是低FODMAP，但是会胀气，腹胀型IBS可以吃吗？

不可以。土豆和生燕麦含有抗性淀粉（resistant starch，又称抗酶解淀粉，难消化淀粉），在小肠中不能被酶解，一旦到达大肠，细菌就开始繁殖发酵淀粉并产生气体。在许多方面，抗性淀粉类似于不溶性纤维，是常见的触发肠易激综合征的食物。

酱油里有小麦和大豆，是含麸质的属于高FODMAP，不应该吃吧？吃了会不会有问题？

酱油是低FODMAP食物，乳糜泻患者需要严格无麸质饮食另当别论。很多调味品都是经过发酵的，酱油、生抽、醋中的小麦和豆类不是问题。

鸡蛋查出来不耐受还能吃吗？

检查报告会明确告诉你的。检查食物不耐受的报告，会告诉你是否可以摄入"阳性"——即不耐受食物，什么时候可以再次吃它们，因为耐受的程度不同，症状会有所差异。但如果你吃了不耐受的食物，没有任何症状，那就没有问题。否则，在一段时间内暂时避免摄入不耐受食物。

睡前会感到胀气，吃了益生菌、酸奶也会腹胀，有点便秘，但没有腹泻的情况。这是肠易激综合征的症状吗？对花椒等辛辣佐料最敏感，但花椒、辣椒等多处提示为低FODMAP，是否能判定为肠易激综合征？我一坐车或者考试就想去厕所，备受煎熬，请问这是肠易激综合征吗？

IBS不能随意确诊，需要医生的诊断。IBS官方有一套诊断标准，称为"罗马IV标准"，用来对肠易激综合征做出准确诊断。另外，医生会通过针对性的问题，来识别可能预示肠易激综合征以外的危险症状。

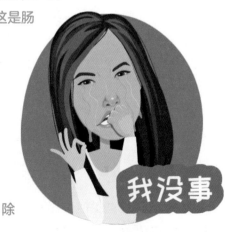

为什么有些食物的配料表里没有写小麦，但是包装袋上写着"本品也含有小麦制品"？除了小麦还有一些其他的，比如鸡蛋、大豆……

同一生产线可能也加工含有小麦、鸡蛋、大豆制品的产品，剂量小到忽略不计。如果不是特殊原因，无需理会。

如果吃了FODMAP食物，多长时间会出现不舒服症状呢？如果某种食物我不耐受，食用这种食物后多长时间会不舒服呢？

这是很多朋友会问到的问题，这样以便判断到底哪种食物在作怪。FODMAP通常需要至少两个小时才会出现症状，因为它们需要进入大肠，然后才会被肠道细菌发酵。食物过敏症状出现得很快，通常在进食后一个小时内，而食物敏感或食物不耐受的症状可能需要几小时到几天的时间才能出现。另外，你更有可能在吃某种食物后90分钟内出现SIBO症状。

你能给人们关于食物不耐受和正常生活的最好的建议是什么？

当你踏上低FODMAP饮食这条路时，可能会觉得自己的生活一点也不正常，你可能会想一些之前不必想的事情，例如，今天会去哪里？需要带食物吗？应该去我以前去吃的地方吗？有什么我可以吃的吗？不管你想不想，都得考虑要吃的食物。有些人可以轻松应对，但对另一些人来说，这真的是一件大事。

这些技巧可以帮助你去做：

- 了解自身情况——哪些食物会引发症状。
- 向一位在食物不耐受领域工作的营养师或专业人士咨询——告诉你哪些食物仍然可以享用，以确保饮食营养充足。
- 计划好你的一天——确保不会"抓瞎"以及没有友好的食物。
- 教育你周围的人——越多的人了解你的饮食需求，对你来说就越容易，这对于在工作会议、体育赛事、商务会议等场合提供餐饮是很重要的。

第九章

零压生活
与情绪处理

本章探讨敏感肠胃症状管理的心理学疗法。旨在为你提供一些可能改善敏感肠胃症状的日常生活技巧和策略,缓解焦虑。

当没有人能解决我们的肠胃问题，该如何是好

前一阵子刚换了工作的小敏，面对新接手的业务显得有些吃力，或许是因为业绩压力大，外加下班后还常需要陪客户吃饭应酬，让她最近觉得肠胃里闷闷胀胀的，有时候赶着与老板或客户开会时，还会经常跑厕所，这样的症状困扰她好一阵子。最近去了医院挂诊肠胃科，经过一番检查后，医生却将她转到神经心理科。小敏很疑惑：为什么明明是肠胃方面的症状，却要看精神科？

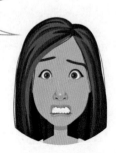

大部分的肠胃科医生都会将这类患者转介到身心科，这是因为不适症状通常多会合并有一些身心方面的状况，大部分的患者都是心理因素影响生理所致。微博上曾出现的一条热搜——"头疼胃疼等找不到病因可看精神科"。慢性疼痛会导致一系列的心理与精神问题，心理状态不好的话，慢性疼痛甚至会放大。现代人生活紧张、精神压力大，长期处于这种身心俱疲的双重压力下，很容易引发胃肠道功能障碍，最常见的就是消化不良或肠易激综合征。

神经胃肠病学研究发现，脑–肠互动及脑–肠轴失调在IBS发病中起重要作用。IBS患者中枢神经系统状态影响患者内脏感觉，出现内脏高敏感性，即内脏组织对于刺激的感受性增强，包括痛觉过敏和痛觉异常，主要表现为腹痛和腹胀。心理因

素对胃肠道功能有显著影响，焦虑、抑郁等情绪障碍都可能引发IBS，而患者在病症发作期间情绪不稳定也会加重病情，心理与肠胃互相影响就形成了恶性循环。

● 焦虑症、忧郁症等患者发生功能性肠胃病的概率更高

功能性胃肠疾病涵盖的范围很广，最早定义名称是在1988年于罗马举行的世界消化系医学大会，由于各国胃肠科医师发现门诊中有将近5成的病患一直抱怨出现胃肠道方面的症状，但经过理学检查、实验室检查、影像学检查及各种侵入性的检查后，却看不出任何构造性问题。因此，只要是慢性且会反复发作，却无法以目前已知检查来解释的肠胃症状，就归类为"功能性肠胃病"。这类病症虽然不会致命，但却经常影响患者的生活品质。试想，一天跑厕所十几次，谁会受得了。别人经常说能理解我们的感受，但这种感受别人又如何知道呢。终究还是埋在内心，自己默默承受，承受着本该不属于我们这个年纪的痛。

但造成功能性肠胃病的原因至今仍不明朗，但有大部分的原因是心理问题。"肠易激综合征与抑郁心理特征"的相关性研究，指向了一个共同的问题：若是本身曾经有过焦虑症、忧郁症等患者发生功能性肠胃病的概率更高。中国慢性疼痛患者超3亿人，若对慢性疼痛放任不管，时间长了神经系统会发生病变。临床统计，慢性疼痛患者抑郁症发生率约30%。其实，仔细观察身边的朋友，也很容易发现似乎大家的肠胃都不怎么好，常常只要办公室中有一人说胃不舒服，同事中几乎每个人都可以拿出胃药给予协助。

● 老是胃痛却找不出病因

小感今年32岁，是位工作表现很杰出的上班族。虽然平时备受老板肯定，但她工作的时候并不特别开心，胃痛与胃食道逆流时不时发作，让她焦虑不已。小感的胃痛可以说是老毛病了，从高中时代就开始，只要一吃东西就得祈祷胃不要不舒服，因为胃胀、胃痛、胃食道逆流，总是无预警地发生。所以，她很多东西都不敢吃，也非常留意到底什么能吃什么不能吃，试过各式各样偏方：喝小米粥养胃、吃稀饭、喝牛奶，甚至不吃东西……但是都没有办法缓解不舒服。

高中二年级的时候，小感就做了人生当中的第一次胃镜检查，当时她非常害怕，因为只要想到必须把一条管子伸进食道中，就令人万分恐惧，她非常担心是不是因为体内长了什么不好的东西，例如肿瘤或者得了癌症，她很害怕。但幸好最后检查结果只是轻微的胃炎，她如释重负，也乖乖听从医生的话服药，可惜只

好了几个星期，一段时间后，这些疼痛、胀气、消化不良、胃酸反流到口腔的感觉，又一一回来了。她又陷入了不安和焦虑，不知道自己到底怎么了，小感妈妈非常关心女儿的情况，带着她跑遍大小医院，做尽各式各样的检查，后来连中医也不放过，但是各种检查、各科医生，都没有发现到底是什么原因引起小感反复的胃痛。长时间查不出原因的胃痛，让她对于胃痛有越来越深的恐惧与压力，家里的人也因为医生们的话，而开始觉得她是不是心理有问题，或者是有什么特别的压力，纷纷让她放轻松，或者建议她去运动转移注意力。

自己不知道不舒服的原因，生理上又真的觉得非常不舒服，小感就这样很难过地一天撑过一天。根据小感后来的自我表述：好不容易撑到了毕业，考上了差强人意的大学，因为考试的当天也是胃很痛，没办法很专心考试，完全靠意志力完成考试，胃痛的问题始终没有得到改善，日子只是一天度一天，所以，就算现在工作表现好，还不如让我胃不要痛来得高兴！

> 为什么明明很不舒服，医生都说你没有病！
> 为什么明明很难过，检查却说你都正常！

这些就是自律神经失调症的人所经历过的无助，没有人能够理解，没有人能够体会。实际上，小感的睡眠很浅，常常半夜起来，早上精神也不好，这就是一个典型自律神经失调的案例，而她的表现是以胃肠不舒服来作为主要的征兆。

胃肠的蠕动需要靠自律神经来保持平衡

当我们紧张、不安、感觉有压力的时候，身体会把所有的能量集中于让我们有能力躲避危险的器官、组织或生理反应，比如说心跳加速、血液集中到大肌肉，让肌肉能够紧绷出力，同时，胃肠就会不蠕动。当大脑判定人在危急需要逃命的时候，消化是没有那么重要的，所以肠胃就会停止蠕动，这本来是一个非常正常的反应，在远古时代，这种能力越强越容易适应环境压力，越容易生存。

回到小感身上。从高中到工作，一连串不愉快的治疗历史，让她产生焦虑，害怕治疗失败，担心药物会不会有什么副作用，她进行了心理咨询和低FODMAP饮食。

● 做好压力管理、改善饮食生活习惯

功能性肠胃病在治疗上通常分成两大部分：临床和身心。临床的治疗方式多以症状治疗为主，也就是说，如果有消化不良的症状，肠胃医生就会开帮助消化的药物。如果便秘，医生就会开治疗便秘的药物；至于身心部分，则多会转介到精神科治疗心理的问题，帮助解决不当的压力管理，同时也会治疗因为心理疾病而加重的生理症状。

很多疾病已不再是单一问题所导致，有时两科同时会诊，反而可以达到有效的治疗功效。压力因素如生活紧张，饮食因素如不正常、不规律，可说是功能性肠胃病的肇因。因此，若要防止功能性肠胃病的发生，最直接有效的方式是保持良好的心理状态，并且做好压力管理。一旦出现严重焦虑、忧郁等心理现象时，你可以：

✓ 寻找心理咨询师的帮助。

✓ 遵医嘱，适度服用抗焦虑、抗忧郁等药物。

✓ 养成良好的生活习惯，多做运动以释放压力。

> 每一个人都是独立的个体，都有自己真实的感觉、想法，也可能有各自的困难，不同的处境、不同的观点、不同的看法、不同的遭遇。如果把一个人的不舒服，仅仅当作一个器官的病变，而没有考虑到他们所受到的难过、所面临的挑战，以及这种不舒服对他们生活造成的种种不便，带来哪些恐惧或者不安，有没有因为生这样的病而形成生活的损失，失去了对于快乐的追求、对于事业的追求、对于人生伴侣的选择；如果没有了解、没有体会、没有真正站在他们的立场，真正为他们的好来思考，单单只是当作一个生病的案例，而忽略整体，这是一件非常令人遗憾而且伤心的事情。

❓ 自律神经为什么会影响肠胃

实际上，肠易激综合征很大程度上会受"自律神经"影响。我们都知道肠子会蠕动，但蠕动是怎么进行的呢？原来，肠黏膜上有许许多多神经细胞，而大脑经过一系列的神经控制来进行蠕动。只不过，由于降结肠、直肠等段主要受到自律神经控制，自律神经自主性极高，不受大脑控制，因此当自律神经失调时，大肠就容易出现功能性障碍。

● 自律神经失调是怎么回事？

正常来说，交感神经及副交感神经能相互搭配使身体稳定平衡、维持正常的生理运作。现代人大多生活步调快、工作压力大，种种过度的外在刺激就容易导致交感神经过度亢奋。一旦交感神经过度亢奋，会出现焦虑、失眠、头痛、耳鸣、口干、呼吸困难、胸闷、腹胀、腹泻、便秘、频尿、肌肉酸痛、疲劳等生理现象。可能以上解释很难理解，但作为多数人IBS的主因，建议从稳定自律神经功能着手。

事实上，你也可以靠自己（而且很重要）调整紊乱的自律神经。实际做法一点都不麻烦，只要练习呼吸。吸气时交感神经活络，吐气时副交感神经活络。大家可以视个别情况而定，借由"深呼吸、吸长吐短、吸短吐长"等呼吸练习，来调整自律神经。记得要用腹部呼吸！除此之外，维持正常作息、规律运动、适时纾压，对于改善自律神经失调都有正面帮助，如果不适症状反复发生或迟迟没有改善，应尽早寻求相关专科医生协助。

● 我们的心情为什么会影响肠胃

我们的肠胃是身体最敏感的器官之一。压力大时，常常有一餐没一顿，把嗷嗷待哺的胃肠打入"冷宫"，等到忙完，又将"集三千宠爱于一身"，呼朋引伴去吃顿好的慰劳自己一番。忙的时候不吃，心情低落就乱吃，喜庆节日时更要拼命地吃，大起大落之下，长期难免亮红灯的。

● 当我们遇到压力，精神紧张、情绪焦虑时，体内负责冲刺的交感神经会兴奋，让血液供应集中在心、肺、脑部和肌肉等重要器官，连带肠胃血流就会减少，唾液、胃酸分泌也减少，消化蠕动都减缓。

- 当情绪放松，这时负责加油充电的副交感神经就动了起来，胃酸、肠液分泌增加，胃肠蠕动加快，活化消化机能，好吸收营养，养精蓄锐预备下一次的挑战。这也是为什么紧张时根本吃不下，或是一吃就觉得胀闷痛，等压力缓解，就想好好大吃一顿的原因所在。

大肠和胃一样，需要神经（交感、副交感和肠黏膜下肌肉层神经网络）、内分泌和大脑的协调合作，才能运作正常。若受到压力刺激或是情绪影响，使得神经、内分泌与大脑的协调紊乱，就会产生腹泻、便秘或腹痛等症状。学生在大考前常会腹泻，上班族一忙起来可能便秘，就是常见的例子。

● 哪些人容易自律神经失调？

自律神经失调的原因主要和环境压力以及个人特质有关。举例来说，若是一个人长时间处于高压状态，没有适时缓解压力、自我调节，就容易造成身体失衡。这些人格特质一般包括：个性急躁、爱担忧者、容易紧张、易怒、反应激烈、抗压性较弱、完美主义者。

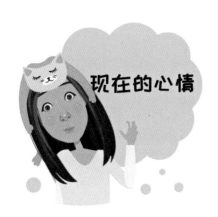

● 如何判断是不是自律神经失调？

自律神经失调所产生的症状和许多疾病类似，且症状因人而异，所以并无法从症状直接诊断。临床上大多会以"排除法"进行诊断，如果出现前述症状，应该根据症状至合适的科室就诊，如腹胀、腹泻看肠胃科，耳鸣看耳鼻喉科，或遵医嘱排除其他身体疾病。

如果医生诊断没有发现具体的病因，就可能是自律神经失调造成的，目前各大医院精神科、神经内科、心理科等都可提供协助。这也是为什么医生诊断完后，建议转诊精神科室的原因。

● 自律神经失调跟忧郁症、焦虑症有什么关系？

其实自律神经失调与忧郁症、焦虑症等精神疾病并没有绝对的关系。自律神经失调是神经生理机转出问题，而忧郁症则跟大脑内多种神经传导物质有关，且病因较为复杂。由于忧郁症等精神疾病常情绪起伏大，确实更容易引起自律神经失调。

处理肠胃问题带来的不愉快情绪

去医院检查，医生告诉你患了肠易激综合征。还没来得及问大夫，如何才能治好这病，医生就开了一堆药，还不便宜。一段时间后，你会发现，肠易激综合征的症状，又犯了。肠胃问题尤其是IBS，是一种非常令人沮丧的疾病，大多数IBS患者都尝试过各种各样的治疗方法，但当这些方法不起作用或症状在缓解期后反反复复时，他们就会一次又一次地失望。事实上，肠胃问题会加重我们的心理焦虑，但反过来，焦虑和压力又加重了我们的肠胃问题。所以，除了低FODMAP饮食调理之外，我们还应该注重身心治疗，试着让自己保持情绪的稳定。

● 调整生活环境

改善环境也意味着查看周围是否暗藏危机，是否需要及时清除。你可以做出一些行动，去改变，肯定有好处：

- 开始吃纯天然的、在当地种植的、应季的有机农产品。
- 可以在窗台或阳台种植盆栽植物，也可以自己动手收拾小花园，或者在野外游玩时把自己弄得脏兮兮的。美国《健康心理学》杂志上的一项研究表明，30分钟的园艺比30分钟在房间里安静地读书更能有效地缓解压力。这可以部分归因于体育活动，但一些研究人员往深里又挖了几下，发现了一个花园土壤中常见的细菌和提高水平的血清素（一种神经递质与幸福有关）之间的关系，他们相信园丁可能在养绿植时呼吸到土壤中常见的细菌。
- 如果是租房居住，可以选择离单位近的地方，吃完饭可以溜达着上班。半小时工作圈，的确会减轻压力和焦虑。
- 有规律的中低强度运动。研究表明，爱运动的人往往比久坐不动的人更快乐，他们的压力和紧张感通常也更少。不管做什么运动，步行、跑步、游泳，还是跳舞、动感单车、力量训练、打网球等，有规律的体育活动可以减轻压力，改善你的心情。

● 打造良好的用餐环境

良好的用餐环境可以增加食物带来的乐趣，帮助你达到最佳的消化状态。

- 好好收拾餐桌，摆上自己喜欢的花和蜡烛、各种摆件。可以尝试烛光晚餐或在休息的时候点燃蜡烛，摇曳的烛光能舒缓心情，这可能会带来内心的平静。
- 进餐时的坐姿和放松状态很重要。坐在饭桌前吃饭时，应该把注意力放在食物上和共同进餐的同伴上。
- 吃饭时不慌不忙、细嚼慢咽也非常重要。充分咀嚼，不要匆匆地结束进餐；感到紧迫焦虑时不要忙进食，在有心理压力的情况下进食会抑制消化酶的活性，阻碍消化，进而引发"肠胃紊乱"。
- 摄入适量的食物不仅有利于身体健康，也有助于肠胃疾病的康复。
- 进餐结束后，不要立刻活动。这并不是说饭后不能洗碗或饭后必须躺下或小睡，你只要保证接下来的事情令人感到舒缓和愉悦，不会给身心带来压力即可。

如果你在正常的进餐时间，感到心烦或异乎寻常的压力，最好推迟进餐，直到压力得到缓和。

● 改善工作环境

我工作很忙，连吃饭的时间都没有，上厕所都觉得浪费时间，怎么可能改变工作环境呢？老板就知道催催催催，你就不要躺着说话不腰疼了！

我们可都帮你想到了，所以，往下看：

- 改变上下班路线，比如，不走高架或高速路，而走树木繁茂的"乡间小路"——说不定，你还会找到童年的时光。
- 你也可以乘坐公共交通、使用共享单车或与他人拼车。还可以步行或骑车上班，既锻炼了身体，也避免了坐车上班带来的压力。
- 你需要把文件送到不同楼层的办公室吧？爬楼梯。
- 你得上班是吧？爬楼梯。
- 你得喝水是吧？帮同事一块接了。

- 你可以把车停在远一点的地方，上下班时多走几步路。

不过我们还是希望你能"忙里偷闲"，坐着时间长了起身站站，工作时间长了溜达溜达，吃完饭后周边公园走走，晒晒太阳，中午休息一会儿。

● 养成良好的睡眠卫生习惯

虽然许多因素会破坏睡眠，但以下这些步骤可帮助提供更好的夜间休息：

- 日落后，应该尽可能调暗家中的光线，这也可以省不少电费呢！
- 布置一个舒适的卧室。有一个安静的环境，光线暗、凉爽、有温暖的被子和枕头的床。移除电脑、电视和电子设备。将床只用于睡眠和进行性生活。
- 饮食或运动规律。运动和进食是另外两个重要的生物钟信号。这也意味着你要尽力做到饮食规律，应至少在入睡时间前2个小时避免饮食。
- 规律地锻炼。可以随时随地运动，比如转呼啦圈、踢键子、跳绳，做俯卧撑、仰卧起坐、平板支撑或者腹肌轮。任何形式的锻炼都有帮助，只要不正好在临近睡觉前的时段进行。
- 保持一定的睡眠时间。研究人员得出结论：日常焦虑是睡眠不足的副产品。因此，为了减少焦虑和压力，试着每晚睡7~8个小时，如果做不到这一点，那就想办法午睡。
- 控制担忧。在一天的早些时候，安排一个规律性的担忧的时间，去考虑生活中的问题。写下担忧的内容和可能的解决方案，它们就不再妨碍你的睡眠；另外，不要把工作和烦心事带到睡眠中。支付账单或回顾工作问题，会加大睡眠前压力，加重睡眠障碍。
- 规律作息。坚持规律的睡眠模式和觉醒时间，每天起床和睡觉都有固定的时间，避免日间打盹，即使是在周末。
- 找到令人放松的睡前常规安排。可以用润肤膏或精油按摩全身，也可以洗个热水澡或听轻音乐，可在心理上为身心的入睡做好准备；如果服用镁元素补剂，可放在晚上服用，提高睡眠质量。一些花草茶有助于放松，比如甘菊茶；在白天避免摄入咖啡因和浓茶是一个非常好的选择。

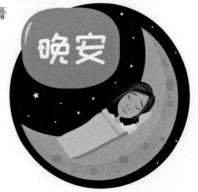

- 睡觉时，保持周围环境昏暗。卧室越暗越

好，遮光窗帘非常有用。可以用半透明胶带遮住大部分的光。选择黑夜自动"熄屏"的电子产品，避免任何产生光亮的东西。如果环境光线过强，即使佩戴睡眠眼罩也没有太大作用：皮肤和眼睛一样需要在黑暗中休息。

- 可以把闹钟的声音调柔和一些，可以通过喜欢的音乐，并搭配鸟叫声，把你从睡梦中唤醒。身体希望在固定的时间段获得刺激，所以在相对固定的时间运动、饮食、睡眠和进行户外活动，都有助于形成良好的昼夜节律。

良好的睡眠卫生还包括在安静中睡觉，确保卧室舒适安宁有助于休息和睡眠。使用耳塞或一种声音机器，制造令人安心的声音。

● 锻炼大脑

就算你的工作本身就需要大量用脑，每天再花10分钟锻炼大脑也有利于健康。

- 阅读具有挑战性的书籍。其挑战性可以来自书籍的话题或写作风格，甚至是它的语言。
- 学习一种乐器，学习新的技艺，如刺绣。
- 完成智力游戏，如魔方、拼图。
- 正念冥想。

冥想可能不像一个科学研究主题。但是科研文献详细记载了积极冥想，比如瑜伽、太极，甚至强度更大的武术都可以大幅度减轻压力，提高认知能力。

● 每时每刻享受快乐

怎么做取决于你自己。但是，要记住，从小事中寻求快乐是非常简便的方法。

- 可以享受拥抱，闻一闻恋人的头发，感知对方的温度和光滑的肌肤。
- 可以一个人晒晒太阳，心无旁骛。
- 可以享受品茶的时光，手握茶杯，香气氤氲，回味无穷。
- 可以在家里安排一个聚会。
- 可以听到一个笑话后，捧腹大笑，笑出眼泪。

还可以：理发、按摩、浴盐泡澡、给自己买束花。不论哪一种改变，只要有用，且容易做到，就值得试一试。

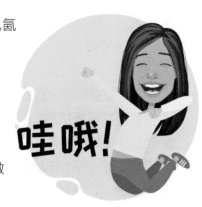

Tips

处理生活中大大小小的事情感觉像走钢丝一样。你确实需要更多的睡眠，但你也需要时间散步。哪一个更重要呢？那陪伴孩子呢？工作呢？因为每个人心中都有自己的衡量方式，这些问题很难有统一的解决方法。因此，我可以非常容易告诉大家一个统一的饮食方案，但却无法告诉大家一个统一的生活方式。对你来说，增加睡眠可能最有益，而对其他人来说，每天步行或抽出时间进行冥想可能获益最多。

- 你应该用自己的方式将这些变化融入生活中。每个人也有自己的困难要克服。对你来说，深受肠胃疾病的折磨，痛苦焦虑，导致无法运动或睡眠质量不高。对其他人来说，可能工作繁忙，没有时间运动或睡眠不足。
- 你要根据现有情况，尽全力做到最好。随着身体逐渐改善，你面临的问题会慢慢变少，可以在更多方面改善生活方式。
- 身体自愈是一个循序渐进的过程，随着生活中外部因素的不断变化，需要不断调整。

请不要忘记我们低FODMAP饮食的初衷：在我们乐观拥抱新生活的同时，开始一生的健康。

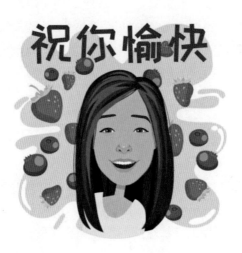

？处理实施低FODMAP饮食时的焦虑情绪

在最近"肠胃敏感星人"的咨询中，我们总结了两种肠胃问题带来的不太愉快的情绪：

情绪一

> 很多朋友第一次接触低FODMAP饮食，听说要戒掉面条，留下了心酸的眼泪，每天早上一碗面条，怎么就吃面有问题呢？"肠胃敏感星人"的第一反应往往是震惊，紧接着是沮丧，往往因为食物的限制而悲伤。当你在饮食方式上做出这个重大改变时，必然会经历一些反应性情绪，不太愉快的情绪可能会出现。这完全正常！当症状改善时，你会感到轻松和感激。

> 大多数IBS患者都尝试过各种各样的治疗方法，但当这些方法不起作用或症状在缓解后再次出现时，"肠胃敏感星人"就会一次又一次地失望、焦虑。IBS是一种非常令人沮丧的疾病。你的身体，不管对药物还是对低FODMAP饮食，还是对其他治疗方法，最初阶段的反应可能也会有好有坏：症状缓解，症状复发，反反复复。这种不可预测性是正常的，你的身体开始慢慢适应变化。

情绪二

● 心理方面

当人们第一次接触低FODMAP饮食时，发现像小麦和苹果、红薯、豆浆这样的食物是受限制的，他们的第一反应往往是震惊，紧接着是失望、沮丧、悲伤。相比之下，这些负面情绪常常被症状缓解的积极情绪所取代，这是低FODMAP饮食改善症状的直接结果。对于许多人来说，这些改变是值得的，特别是考虑到严格的限制在大多数情况下也只需要6~8周，并不是终生的。那时就不需要太多的限制了，你可以享受更多喜欢的、种类繁多的食物。当然，也可以在饮食上"贪点嘴"，偷吃点特别喜欢吃、想吃的食物。吃高FODMAP食物，不会对你的肠道造成损害，最坏的情况是症状会被触发。如果你被一种高FODMAP食物所诱惑，你可以权衡吃它的好处和对症状的影响——有时你可能会想，吃了这些食物引发症状也值得，那么放轻松吃就好。

● 焦虑

当被告知IBS是由压力、敏感、焦虑引起的时候，许多"肠胃敏感星人"都开始紧张，甚至脾气变得暴躁，这是一种错误的观念。对IBS患者来说，IBS才是压力的主要来源！由于身体不可预测地对食物产生很强烈的反应，因此你对吃的食物或身体的任何症状感到焦虑是可以理解的。问题是，由于大脑与肠道的联系，焦虑会加剧消化系统症状。

可以"自我怜悯"：当你有IBS，你在想"为什么是我"是可以理解的；"为什么我不能像其他人那样正常吃东西"在你的脑海中闪过是正常的；由于"失去了想吃什么就吃什么的自由"而感到悲伤是没有关系的。

● 处理情绪

一旦你意识到"自我怜悯"是有效的，就可以把治疗IBS的方法，重新定义成一种非常理所应当的自我照顾的策略。对付IBS并不容易，你现在正在采取积极的措施来显著减少IBS对生活的负面影响。你开始关注所吃食物的健康，这与你在开始低FODMAP饮食前所经历的高度恐惧形成鲜明的对比。这种对健康食品（让你的消化系统感到快乐的食物）的高度重视将会对健康有益，而不仅仅是解决IBS症状。

另一方面，不像其他人那样吃东西也不一定是件坏事！油炸、卤煮、过量的添加剂，高盐高油高糖，很多餐饮并不健康，肥胖、心脏病、糖尿病和癌症的发病率不断上升就是明证。遵循一个根据你的健康需求进行调整的饮食方法，还会改善你的整体健康状况，何乐而不为呢？

> **Tips**
>
> 分享一个简单但很有用的减压方法：放慢呼吸可以对身体产生放松的效果，并有助于关闭由焦虑引发的压力反应。深呼吸的好处是可以在任何时间、任何地点进行。当吸气和呼气时，把注意力集中在腹部的运动上。

一上班肠胃就不舒服

小敏最近有点郁闷，她这两次假期发现：一上班肠胃就各种毛病，各种不舒服。一到放假啥事也没有，吃嘛嘛香，去哪都开心，辞职的心都有了。于是，周一请假，去医院检查，检查结果显示：她肠胃没问题。医生告诉她：这是心病。她被转到了精神科。

小敏今年20来岁，一家贸易公司的销售员。因公司每月都有考核指标，每天联系业务、推销产品，压力非常大。只要一上班，小敏就感觉肠胃不舒服，频繁上厕所。小敏说，吃胃药也没效果。不知道为什么，反正一到公司就觉得胃不舒服。下班回家，就没那么难受了，只是不想吃饭。小敏之所以周一请假去看医生，是因为她在国庆假期间，肠胃啥事没有，上周六调休，她的肠胃又不舒服了。这种情况搞得她很紧张、焦虑，以为得了啥怪病，直到小敏被建议咨询心理咨询师……

你有小敏这种情况吗？这究竟是怎么回事？

● 职业倦怠

你们会不会有一上班肠胃要爆炸的感觉啊？一上班，肠胃就开始痛、胀。30多岁的小感是网络公司的副总，最近她在网上发帖吐槽，引起不少白领跟帖：想到上班就浑身不舒服。作为公司元老级人物，小感最近一个多月来，明显感觉心有余而力不足，一上班肠胃就不舒服，甚至头痛欲裂，一下班就精力充沛，跑了5次医院也没有效果，完全找不到病因……最近几天，小感睡不好觉，还老做噩梦，每天只能睡四五个小时。第二天上班，一进公司就昏昏沉沉，工作效率很低。头痛好了，肠胃又不舒服，一会儿上厕所，一会儿胀气，一会儿又感觉疼痛。"现在看到老板走过来，我就低着头，做每件事情都小心得不行。"繁杂的工作以及复杂的人事关系，让小感惧怕上班，总想请假，甚至想离开工作十多年的公司。

在这个案例里，小感不是真的肠胃不适或者头痛，而是焦虑后产生的躯体化症状，追根溯源是心理疾病。常常感到精疲力竭、情绪波动、欠缺主动性、频繁跳槽、效率低等都是职业倦怠的表现。

我们要对职业倦怠有明确的认识：

- 职场压力、不和谐的职场人际关系都会引起职业倦怠。长期处于职业倦怠，容易产生睡眠障碍、情感障碍、胃肠功能紊乱等一系列生理反应，这又会加剧对工作的疏离、回避，形成恶性循环。
- 很多人将职业倦怠归咎为工作压力，但压力只是导火索。生活的常态就是人人都有压力，压力之下所做出的反应并不能说明个人能力差，是人人都可能体验到的正常心理现象，不必过于自责。

如何减轻职业倦怠？

- 亲友聊天：感受到压力时，可以和亲友聊天，不仅能有效舒缓压力和紧张情绪，还能通过交流获得启发。下班后来一场家庭聚会。
- 管理情绪：通过学习来充实自己，学会管理自己的情绪，做好职业生涯规划。
- 快乐心灵：在忙碌中也不忘给心灵留点空间，多与家人亲友待在一起，或给自己休假、做些运动。快乐的心灵、良好的亲友关系，都是治疗职业倦怠的良药。
- 企业反省，关爱员工：职业倦怠更主要的是企业或组织原因，因此当离职率比较高时，企业要反省自己，是否改进员工待遇和工作环境。企业应该关注员工心理，营造良好的工作环境，适时为员工减压。

如何判断我是否"职业倦怠"？

马斯勒职业倦怠测试量表（Maslach Burnout Inventory General Survey，简称MBI-GS）国际通用，经过多次反复验证，具有很高的信度和效度。

● 吃食堂或外卖后不舒服带来的焦虑

我吃食堂拉肚子了。

油不好……

我在外面吃的饭，腹泻。

油不好……

这种对话有没有似曾相识？虽然油表示很无辜，但在单位就餐的确是一大难题，这很难达到低FODMAP饮食标准，无疑是实现严格饮食的最大挑战之一。出去吃能吃啥？更重要的是，它会让我们产生恼人的症状，而且我们还不知道是哪些食物引起的，它们的成分太杂了，大厨们生怕我们营养不够。

我们提倡自己做，或者自己带饭，我知道带饭很难很麻烦，但想想能够吃得舒服，值得了。

饮食习惯

尽管我们要聊的是关于生活方式的问题，但我还是要从食物讲起。我不会再讲应该选择哪些食物（我想我们已经讲得很清楚了）。从生活方式的角度，讲一讲吃饭的地点、时间以及伙伴。采购和烹饪食物会在你生活中占据重要地位。既然选择了低FODMAP饮食，至少你要知道吃什么，怎么做。在饮食方面我们都有自己的规矩和习惯。需要保留有价值的，改掉坏习惯。

举个例子，你可以将烹饪变成一项社交活动：准备食物的过程更加有趣，时间似乎过得更快；和家人朋友分享了营养知识，烹饪的时间变成了休息的时间；烹饪变成了有价值的活动，压力不但没有增加反而减轻了。即使你自己生活或子女年幼，无法在厨房帮忙，依然可以享受准备食物的过程。你可以打开播客、有声书、优美的音乐，或是和好友电话聊天，烹饪不再是一项苦差事，而是美妙的经历。

你需要改正一些糟糕的饮食习惯，养成良好的用餐习惯，这可以增加食物带来的乐趣，帮助达到最佳的消化状态。如果你在正常的进餐时间，感到心烦或异乎寻常的压力，最好推迟进餐，直到压力得到缓和。

管控压力

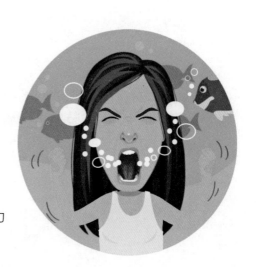

压力来源非常广泛，造成的结果和解决的办法也各不相同。健康情况、个人选择、责任和偏好都会影响一个人处理压力的方式。总体而言，两件事情需要考虑：一方面降低生活中压力源的数量和严重程度；另一方面提高抗压能力或降低压力源对你的影响。

● 管控压力的最佳方法之一是寻求帮助

通常情况下，很难减少生活中的压力源，因为它包含了不可控的外部因素。你需要仔细分辨压力源：认清楚哪些是自己有能力改变的，哪些是自己无力改变只能接受的。

可以让配偶一周做几次晚餐，或让孩子帮忙摆餐具；可以让邻居或朋友帮忙照看孩子，好让自己有时间小睡一会儿或提高外出办事效率。虽然你会觉得自己做这些事更放心，别人可能没有办法做得像你一样好，都没有关系。来自工作的压力源最难解决，但既然大部分的人都会在工作上花掉很多时间，从处理工作上的压力源开始是一个不错的选择。

整天久坐在办公桌前导致的肌肉紧张、身体酸疼，更不利于健康，你需要寻找方法来缓解工作带来的生理和心理压力。但不是每个人都可以非常灵活地安排工作，或减轻工作量。可能和你坐在一起办公的同事充满负能量。是的，我知道你必须工作养家糊口；我也知道，找一份好工作，并且上司善解人意、通情达理不太现实。但还是有方法可以把工作带来的生理和心理压力降到最低。

● 在一天中抽出时间深呼吸或舒展身体

哪怕只用30秒的时间，抬头望望别处，站起来活动活动肩膀、抬高手臂、深呼吸都有助于缓解压力。你可以借助手机和电脑上的应用软件，提醒自己稍稍休息一下。

● 保持正确的坐姿

埃斯特·戈卡莱的著作《消除背部疼痛的八个步骤》介绍了正确身体姿势。她认为脊柱呈"J"形更自然，更有利于健康，而非传统观点认为的"S"形。所以，电脑显示屏应该和眼睛持平，键盘位置不应高过手肘；如果工作需要长时间站立，你要确保鞋子舒适，脚可以自然地活动；在手机上设置提醒，或在醒目的地方贴一个便签，提醒自己注意姿势。

● 找机会站起来活动

久坐不仅导致肌肉紧张、浑身酸疼，还和许多疾病密切相关。你只需要减少每天坐着不动的时间，哪怕起身倒杯水、上厕所、眺望远方都能减轻久坐带来的危害。

● 不要把工作带回家

一旦回家，不论工作中发生过什么事，都要抛到九霄云外。

● 回到家后，尽可能不接工作电话、不回复工作邮件。

● 在工作时间外，不接受加班开会，除非之后有一天可以早回家作为补偿。

● 不要为了赶工作进度或超前完成工作，在晚上工作，除非这能减轻长期的工作压力。

● 工作结束后，尽可能不要去想工作上的人际关系和各种烦事。

如果不能改变工作带来的巨大压力，那么在工作之余安排有趣的活动就格外重要了。

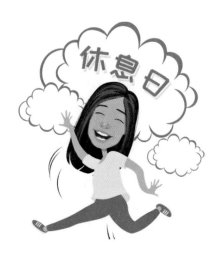

规律运动

　　研究表明，爱运动的人往往比久坐不动的人更快乐，他们的压力和紧张感通常也更少[1]。不管做什么运动（步行、跑步、游泳、跳舞、骑动感单车、力量训练、打网球等），有规律的体育活动可以减轻压力，改善心情，促进胃肠蠕动，缓解肠易激综合征症状。回想一下你最近一次跑步、骑自行车或步行穿过公园的情景。感觉还不错对不对？事实上，仅仅5分钟的运动就可以缓解焦虑，而定期的长期锻炼可以减少抑郁。此外，普林斯顿大学（Princeton University）的研究人员发现，运动可以重组大脑，从而降低大脑对压力的反应，降低焦虑对正常大脑功能的干扰[2]。它通过创造易兴奋的脑细胞，尤其是在海马体（情绪和记忆的中心），但也激活神经元，在压力下使这些易兴奋的细胞安静下来，提供一种平静的感觉。

　　保证充足的低强度活动并不困难。低强度活动包括：走路、游泳、瑜伽、太极、园艺、做木工、制陶、雕刻、弹乐器、玩悠悠球，跟孩子或小狗玩耍，基本上只要不坐着或躺下就可以了。如果你已经有一定的活动量了，可以进行一些中等强度的活动，如爬山、跑步、跳舞、骑行、举重、健身课。要根据身体的情况，不要过度运动。选择自己喜欢的活动，如果你觉得没有意思，就不值得去做。

　　对大部分人来说，走路是最佳的运动方式。一天多次、短距离的步行可以降低压力，增强体力。每一次步行时，并不是都要走得时间更长一些，或者速度更快一些，或距离更远一些。如果今天的步行距离短于昨天，如果步行速度非常慢，这些都没有关系。步行本身才是最重要的。或者选择在跑步机上步行，或者选择其他运动，比如骑室内单车。如果灵活性是个问题，你可以选择游泳或其他水上运动。

[1] J.A.Smits et al., "Reducing Anxiety Sensitivity with Exercise," Depression and Anxiety 25, no8 (2008): 689–99.

[2] T. J. Schoenfeld et al, "Physical Exercise Prevents Stress–Induced Activation of Granule Neurons and Enhances Local Inhibitory Mechanisms in the Dentate Gyrus," The Journal of Neuroscience 33, no. 18 (2013): 7770–77.

● 如果你本身就很爱运动，那就好办了

已经有一定的运动量，增加运动量就变得非常简单，如果活动量过大，打算减少强度、时间、频率，可以选择温和的活动，如走路或瑜伽，这对身体有利。

● 如果你不习惯活动，那就这么做

买一双优质的运动鞋，或设计简单、舒适的鞋子，是值得的，因为这种类型的鞋子有利于缓解运动对膝盖的伤害，也有助于减缓压力，走路更舒适。即使活动量大，选择一双好运动鞋也是非常值得的选择。赤脚走路对每一个人来说都是更好的，如果你习惯了穿高跟鞋或非常约束的鞋子，你也会慢慢爱上赤脚。你还可以随时随地运动，比如转呼啦圈、踢毽子、跳绳和做俯卧撑、仰卧起坐、平板支撑或者腹肌轮。

正念冥想

研究证明，"正念冥想"可以减少与肠易激综合征（IBS）相关的疼痛和不适，从而提高整体生活质量[1]。"正念冥想"也被作为许多慢性病的辅助疗法，包括一些自身免疫性疾病，不过有时候变化不明显[2]。但是，几乎每个人都可以通过练习正念冥想管控压力，这是该方法的一大优势。

运用大脑进行有意思的益智活动，比如阅读具有挑战性的书籍，学习一种乐器，完成魔方、拼图，学习刺绣等，可促进血液流向脑部，这对于任何要解决"肠-脑轴"或"肠-脑-皮轴"问题的人都很重要。冥想在你看来可能不像一个科学研究主题，但是科研文献详细记载了积极冥想，比如瑜伽、太极，甚至强度更大的武术和正念冥想都有利于管控压力，缓解抑郁和焦虑，减轻压力，让人变得更乐观。

---

[1] S.A.Gaylord et al., "Mindfulness Traning Reduces the Severity of irritable Bowel Syndrome in women: Results of a Randomized Controlled Trial," Amencan Joumal of Gastroenterology 106, no 9 (2011): 1678–88.

[2] Sarah Ballantyne, The Paleo Approach: Reverse Autoimmune Disease and Heal Your Body.

亲近自然

嗨，你在哪里？你那里下过雨了吗？是不是有点降温？空气清新？我觉得下过雨的空气蛮清新的，土地的芬芳、花草的鲜美、空气的清新，就连鸟儿的叫声也充满着欢快。你听见了吗？

● 户外活动

户外活动是一种有效的减压方式，比如去公园赏花，徒步，几个朋友在树荫下草地上席地而坐，或在森林里漫步，坐在沙滩上看浪花一朵朵。你可以参加徒步小组或加入户外运动组织，有计划地组织活动，有助于你接触自然，又能结交朋友，聊天散心。即使你光着脚在小区院里走动，或驻足1分钟听鸟儿唱歌，都可以减轻压力，带来内心的安宁。每当小区里割草机隆隆作响，我都会闻到草香，我喜欢这种味道。你也可以脱下鞋子，触碰脚下的沙土，感受柔软的草坪，或者路边的鹅卵石，这叫作"感知当下"，它是一种冥想的方式。

● 养花种草

如果你住在城市，恰巧住在顶楼或1楼，又恰好有块空地。那么可以在楼顶或空地上，种点花花草草，种点蔬菜瓜果，好看又好吃。接触土基益生菌，不论是皮肤接触（比如把手插进肥沃的土壤）还是摄入（比如花盆土壤中的细菌）都是非常有益的。"玩土"是亲近自然的一种方式。

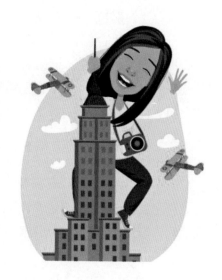

当然，每个人接触自然的方式是不同的，但是请抓住一切亲近自然的机会。如果你那里还在下雨，安静下来，听一听雨声，或者做一下深呼吸。

拯救睡眠[1]

　　A君，4个月前出现睡眠障碍，他每天凌晨3:00就醒了，无论晚上几点睡觉，都是如此，而且醒来后就再睡不着了。随着问题的持续，第二天他非常疲乏。他采纳了一些来自互联网的建议，也咨询了一些医生。尽管白天A君经常会喝上一杯咖啡，但下午2点后，他从来不喝。他的睡眠问题在焦虑和压力大时出现，他担心不能睡好，可能令问题恶化，白天用咖啡提神，晚上喝葡萄酒来镇定自己。

　　A君的故事，有没有在你身上发生呢？当你去医院诊断肠胃的时候，或到其他科室咨询的时候，医生是不是会问你：睡眠质量怎么样？要保证好睡眠，才能治好这病……我们都知道睡眠有助于肠胃健康，但是说起来简单，做起来却很难。当你进行一段时间的低FODMAP饮食，就会发现，睡眠似乎变好了，这说明，你的睡眠被肠易激综合征影响了。反过来，睡不好觉，影响精神状态，反而会加重症状，引发其他问题。保证睡眠是管控压力和保护昼夜节律最重要的方面之一，保证充足的睡眠对身体自愈、调节激素、消除或预防炎症和保证免疫系统的正常功能都十分重要。

　　要想感到休息充足，焕然一新，大多数健康成人每晚需要7.5～8.5小时不被打断的睡眠，尽管有些个体需要的时间更多些，有些个体需要的时间更少些就感到休息够了。青少年需要约9.5小时。没有这些足够的睡眠时数，身体没有足够的修复时间，第二天就不易自我恢复。

---

[1] 诊断标准来源：美国精神医学学会，理解DSM-5精神障碍。

那要放弃做哪些事情才能腾出更多的时间睡觉呢？答案完全取决于你自己，起码要放弃手机、电视……你需要权衡自己的优先选择和肩负的责任——明确自己为了早上床睡觉需要做出哪些改变。尽管睡眠非常重要，但是我们通常还是会优先完成其他事情，对这个最简单的生活要素不屑一顾。

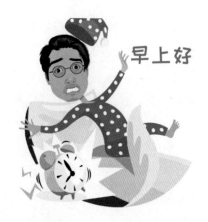

如果你知道自己睡眠不佳，一定要努力增加睡眠时间。可以考虑做出如下"小小改变"，合理分配晚上时间，提前就寝：

- 减少看电视、玩手机的时间或直接不看。
- 控制每天在社交媒体上花费的时间。
- 或许你习惯了晚饭后和朋友一起出去玩，那么需要控制出去玩的时间。
- 或许你习惯了在晚上做家务，可以找别人帮忙或重新规划时间。
- 认真思考哪些事情无关紧要，只要提前计划，便能轻松腾出晚上的时间。

这些都是照顾好自己的重要因素。如果你真的很难改变，我们建议寻求专业人士帮助，谈谈你的感受。幸运的是，可以通过低FODMAP饮食法，对身体健康来一个积极的改变。

爱情激素

一项"分析恋爱中的人"的研究表明：当情侣中的一位注视爱人时，其大脑中有关联的部分开始活跃。研究表示，当我们爱上某人时，跟奖励中心相接的神经递质就会跑出来给我们来上一剂"快乐剂"，把我们的情绪和身体，都调到很兴奋的状态，产生大量的多巴胺。

研究表明，无论是拥抱家庭成员、享受与伴侣的性关系、拥抱宠物，还是接受治疗性的抚触或按摩，肢体接触都可以减少皮质醇。触摸、爱情和积极的社交互动可以使催产素（俗称"爱情激素"）增加。你之前可能认为催产素是在分娩和母乳喂养期释放的激素。催产素和生孩子及母乳有关，使母子建立紧密的依赖联系。夫妻之间的依附／依赖关系，会在房事中性欲达到高潮时双方同时释放催产素而得到加强，血管紧张素则参与夫妻关系的长期和稳定。依附／依赖阶段恋人能否终成眷属的阶段，催产素和血管紧张素是这一阶段的重要爱情激素。

● 来了解一下"催产素"

催产素由下丘脑中特异的神经元产生，然后由垂体后叶储存和释放。从本质上来说，催产素的增加可以对抗压力；催产素的释放可以产生满足感和平静感，减轻焦虑，并增进人与人之间的联系和互信；可以抑制恐惧和紧张；催产素水平的升高会导致下丘脑体–垂体–肾上腺轴（HPA轴）的活动减弱，增强免疫功能。

HPA轴描述了下述各部分之间的复杂通信：

- 下丘脑：位于脑干正上方的大脑部分，负责自主神经系统的各种活动，如调节体温、饥饿、口渴、疲劳、睡眠和昼夜节律。
- 垂体：位于下丘脑下方的豌豆状腺体，分泌多种重要的激素，如促甲状腺激素、生长激素和促肾上腺皮质激素。
- 肾上腺：位于肾脏顶端的能分泌多种激素的锥形器官，如皮质醇、肾上腺素、去甲肾上腺素和雄激素。

三者之间有着错综复杂的关系，尽管目前了解的只有一小部分，但这个关系仍是一个被火热研究的话题。事实上，积极的社会互动已被证明对伤口的愈合有直接的影响，这要归因于催产素水平的升高。催产素还能通过减少一些促炎性细胞因子来调节炎症反应。催产素的作用是完全归因于与免疫系统的直接相互作用，还是通过对皮质醇及HPA轴的影响仍然未知。但无论是哪种方式，人与人之间的接触对健康和好心情都是很重要的。

●"爱情激素"

从生物学的角度讲，爱情的产生是这个特定的人的外表、声音、气味、行为等，刺激人的大脑，分泌了相应的化学物质，让人产生了浪漫、幸福、快乐、轻松的感觉，形成了早期强烈的冲动，即爱情，科学家将这些化学物质称为"爱情激素"。

经常给爱人一些小礼物，制造惊喜，特别是巧克力。巧克力确实是最佳的爱情食物，它的PEA（苯基乙胺），含量是所有食物中最多的。人在恋爱时会产生一种最基本的物质"Phenylethylamine"简称PEA。无论是一见钟情也好，或者日久生情也好，只要让头脑中产生足够多的PEA，那么爱情也就产生了，俗话说的"来电"就是PEA的杰作。虽然巧克力吃进肚子之后，其中的PEA会很快被分解为苯乙酸，没什么机会到达大脑，也就无法使人"放电"。但是，巧克力使恋人来电，大概跟钻石也让恋人兴奋一样，主要是它所附带的内涵，而不是它含有什么物质。

除此之外，做点无伤大雅的疯狂小事，刺激爱人的多巴胺；和爱人一起运动或者出游，刺激内啡肽；别忘了"小别胜新婚"，一点的陌生感和新鲜感，会刺激去甲肾上腺为你带来全新的怦然心动的感觉；和爱人一起听听音乐，看看书，哪怕一起出去散散步，刺激脑下垂体后叶激素的发生，让你的爱情既有兴奋度，也有忠诚度。

Tips

当我们陷入热恋，会发现一个特别奇怪的现象："恋爱中的人智商明显不在线"。让我们变傻的这家伙名是"5-羟色胺"，也称"血清素"，它是一种血管收缩剂，它和热恋阶段的犯傻有重要的关系，它的多少也和男性的性欲有关，"5-羟色胺"还与焦虑症和压抑症有关。无论如何，你可以享受拥抱和爱抚，闻一闻恋人的头发，感知对方的温度和光滑的肌肤。

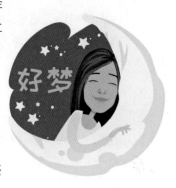

促进性健康[1]

我们收到了一位肠易激朋友的咨询：我患有肠易激综合征，经常腹痛、腹胀、腹泻且便秘，身体的不适折磨得我苦不堪言，对夫妻生活也不感兴趣。另外一位朋友也遇到了相同的问题：肠道疾病会影响夫妻性生活吗？

---

[1] 诊断标准来源：美国精神医学学会，理解DSM-5精神障碍。

> "性生活"是人类重要的生命活动之一，必要的、合理的性生活有益于健康，马斯洛需求层次理论也显示性的需求是个体最原始、最基本的需求之一，是个体实现其他需求的基本条件，需要优先得到满足。

肠易激综合征是常见的肠道功能紊乱性疾病，容易出现心理和行为的变化，同时伴有来自配偶的两性压力和社会因素。通过对"性功能失调"问题的了解，我们知道：药物、心理和躯体疾病（健康问题）会导致性问题。

健康的性功能是身体整体健康的一部分。治疗性功能失调，要将那些引起问题的，以及每个个体及其伴侣的独特因素考虑进去。可能有需要使用或改变药物，可能有需要治疗的躯体疾病，可能有需要学习的技术，以及可能有帮助建立信任和交流的行为。由于性问题的病因是复杂的，一些生活方式的改变有助于改善性生活和健康：

● 有规律地锻炼。有规律地锻炼能增加耐力和持久性，提升心境，强化自尊。

● 减少饮酒。酒精是一种可钝化性反应的抑制剂。

● 戒烟。吸烟会减少到性器官的血流量，这会减少性唤起。戒断或减少这些物质可改善性功能。

● 应对压力。找到能减轻日常压力的活动，这样能聚焦并享受性体验。

● 分享感受和喜好。改善夫妻焦虑，建立亲密关系，并了解怎样做能取悦对方。

享受快乐

我们的肠胃也会闹小情绪，不开心、焦虑就会加重IBS症状。抽出时间享受快乐是减轻压力最有效的方式。太多人忙于日常的工作，四处奔波，却忘记了应该抽出一点时间，做自己喜欢的事情。有时候，即便我们在做自己喜欢的事情，但我们过于匆忙，而感受不到快乐。

● **我们每天都要抽出时间享受快乐，做任何事情都可以**

● 给花浇浇水，剪剪枯叶

- 喂养宠物
- 看书阅读
- 听音乐、广播
- 看综艺节目，哈哈大笑
- 看电影
- 有时候看上去傻乎乎的事情，也可以带来快乐
- 哪怕发发呆浪费时间也是非常难得的一件小事

● 仅仅是做微笑和大笑的动作便可以减轻压力、改善情绪

微笑和大笑可以激活腹内侧前额叶皮质，生成内啡肽。"内啡肽"是一种阿片样肽，发挥神经递质的功能。运动、兴奋、坠入爱河和出现性高潮时人体会生成内啡肽，并感受到幸福和快乐。内啡肽通过类似镇痛的机制抑制疼痛，更重要的是，内啡肽促进人体释放多巴胺。"多巴胺"是一种神经递质，在人脑中具有多种功能，包括奖励学习、抑制负面情绪、提振情绪、改善睡眠质量、提高积极性、增强认知功能和提高记忆力。

微笑和大笑还可以激活一部分大脑边缘系统，尤其是杏仁核和海马（该区域在HPA轴发挥重要作用）"边缘系统"是大脑的原始组成部分，参与情绪发生的过程，确保人体维持生命的基本功能正常。当边缘系统被激活后，人体内5-羟色胺水平上升，产生幸福愉悦感，这会进一步影响自主神经系统，从而有利于调节血压、心率和呼吸。

微笑和大笑还能降低餐后的血糖水平，帮助调节免疫系统，减轻肌肉紧张。更重要的是，微笑和大笑可以降低皮质醇、生长激素和儿茶酚胺的水平。

在面对压力时强颜欢笑，也能够减少应激反应，更快地恢复到正常状态。假装微笑和大笑能使身体和大脑发生相同的化学反应（尽管程度差一点）。它能够调节情绪、压力、免疫系统，有利于血管和消化道健康，甚至可以调节血糖浓度（不过发自真心的笑容更能带来快乐）。当你真心微笑时，效果更明显。同样，愁眉苦脸会加重抑郁。是不是很有意思？那就笑一个吧，因为你笑起来很好看！

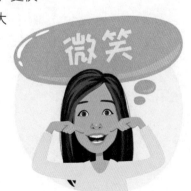

第十章

低FODMAP饮食的
简单早餐食谱

提供简单的低FODMAP饮食谱，使你轻松享受美食，过上简单、健康、快乐的生活。

食谱一：你可以尝尝这碗舒心暖胃的粥

早安!

早餐，就从一碗粥开始吧。

在养生方面，粥食已经成为"食养"不可或缺的一部分。由于胃口差，吃不下饭，很多人会选择喝粥，甚至还有长期喝粥来治疗胃病的，但令人焦虑的是，很多人在喝完粥后依然会出现不舒服的情况，喝粥养胃并不适合所有的人，不能一概而论。事实上，小米是中FODMAP食物，超过分量会引起不适；人们常在粥中添加的枸杞、红枣、桂圆等辅料都是高FODMAP食物，如果过量，势必会引起症状。但如果你喝了之后没有问题，那么小米粥对是个很好的选择，当然也不能只喝小米粥，营养全面才最最重要。

● 鸡肉山药粥

原材料准备技巧:

✓ 鸡肉——煮熟的鸡、鸡汤还可用来煮粥。吃不了的鸡肉放进冰箱冷冻，用的时候简单加热调味就可以吃，真方便。

如果你是"肠胃敏感星人"，需要避免在鸡汤中摄入各类菌菇类。它们是高FODMAP，当然，你对它们没有问题的话，还是建议要吃的。

✓ 山药。

✓ 胡萝卜——是否添加根据个人口味。

✓ 葱绿 / 香菜——放点葱绿（葱白是高FODMAP）或者香菜都可以。

✓ 调味品，姜和胡椒请随意。

制作方法简单到不可思议:

第一步：把准备好的食材都放进电饭锅

第二步：开火

第三步：吃

只需要一口电饭锅，把上面这些食材放进去，出锅就吃。如果你喜欢放点青菜的话，煮熟后，打开电饭锅，把菜放进去，1分钟就可烫熟。如果有全自动电饭煲，那就更方便啦，晚上睡觉前，把食材放进去，定时，起床就能吃。

同样的配方，同样的制作方式，同样的简单，还可以把山药换成南瓜、栗子，就成了：

- 鸡肉南瓜粥
- 鸡肉栗子粥

你还可以在粥里加点低FODMAP青菜，就成了：

- 鸡肉木耳粥
- 鸡肉菠菜粥

煮粥时，可以放点姜和胡椒，味道会与众不同。

● 腊八粥

关于腊八粥的食材，因各地物产略有不同，现在腊八粥的配料是依个人口味而定的，其实并不一定需要按照固定的配方去采购原料，利用手边的食材，一起熬煮就很好。

	IBS朋友"腊八粥"的正确打开姿势
	（注：务必减少食用量，更多FODMAP食物信息请访问@敏感肠胃生存指南）
米类	糯米/江米/粳米 小米（减少用量）、黑米/紫米、 薏米 以及更多其他米类……
谷物类	燕麦、干玉米渣
坚果类	花生、南瓜子、瓜子、松子 栗子、核桃 芝麻
豆类	绿豆（中FODMAP，提前浸泡） 红小豆（最大上限为35g，拿自己家的小勺，挖一勺的量，提前浸泡）
其他	枣（1个即可） 枸杞（8粒以内） 莲子、百合（极少量）
豆类	豌豆、绵豆、红腰豆 黄豆、黑豆、芸豆、花豆等干豆类一律拒绝
其他	桂圆干、葡萄干等果干一律拒绝

人们在腊月初七的晚上，就开始忙碌起来，洗米、泡果、剥皮、去核、精拣，经过电饭锅一个多小时的慢煮，煮出来的这碗腊八粥好消化还软糯。腊八粥虽好，也无需一顿吃撑了。

经过浸泡可以降低FODMAP水平。

Tips

　　这一碗粥包含了你一天营养饮食中的1~2种肉、1~2种蔬菜，满足身体需要的蛋白质、维生素和能量需求。适当喝粥确实有益，但不可顿顿喝粥，喝粥也要注意均衡营养，一天一餐即可。

　　不少人认为粥养胃，但事实上这个观点并不全面。"肠胃敏感星人"不宜总是喝粥，而应选择容易消化吸收的饮食，细嚼慢咽，促进消化。若有胃病，不能光养，粥并不能直接治疗胃病或根除导致胃病的元凶。胃病靠喝粥多数是起心理安慰的作用，理性的做法是合理检查后针对性治疗，明确胃病具体是什么情况，由什么引起的，再根据具体情况对症治疗。

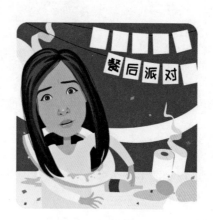

食谱二：早餐喝碗蔬菜汤

　　有时候懒得做饭，在单位吃得也很随便，甚至都没有什么可以吃的，碰到可以吃的会多吃一点，如果没有什么能吃的，就没有胃口了，问题是，坚持不到下班就饿了。这个时候，就会想，要是早餐吃得好一些，是不是情况就会好一些呢？问题是，吃啥呢？喝粥？不不不，喝蔬菜汤，满足一天所需的蔬菜种类和蛋白质需求。重要的是，蔬菜汤材料很简单、做法很简单，有点像乱炖，也有点像火锅，还不耽误洗漱。

今天的早餐，就从一碗漂亮、美味又滋补的蔬菜汤开始吧！

● 健康营养蔬菜肉汤

原材料准备技巧：

肉类

请随意，你可以做成肉丸，汤底可用作煮蔬菜汤。吃不了的肉丸放进冰箱冷冻，想吃就吃。

✓ 鸡肉

✓ 猪肉

✓ 牛肉

海鲜

✓ 虾——不仅仅是整只虾，还可以是虾米、虾皮、虾仁，这可是优质钙的食物来源

✓ 贝类——如果不存在过敏问题，这是一道非常提鲜的美味

蔬菜

✓ 绿萝卜

✓ 胡萝卜

其他你喜欢的低FODMAP新鲜蔬菜都可以放进去。调味品、姜等请随意——我们觉得放了香油和鱼露的蔬菜汤更加鲜美。

制作方法简单到不可思议：

第一步：开火热锅放油

第二步：把准备好的食材都放进锅，翻炒后加水

第三步：开锅后开吃

同样的配方，同样的制作方式，同样的简单，还可以把萝卜换成番茄、黄瓜，就成了：

● 番茄蔬菜汤

● 黄瓜蔬菜汤

把肉换成海鲜，就成了：

● 海鲜蔬菜汤

● 鱼骨蔬菜汤

鱼骨用来煮汤，是不是习惯加豆腐？不加豆腐，换成蔬菜，一样很好喝。

Tips

　　一日三餐应当合理安排，三餐中应多吃新鲜蔬菜与水果，这些食物富含维生素C、矿物质、膳食纤维与水分。多吃红黄色和深绿色的蔬菜，如萝卜、胡萝卜、南瓜、番茄、黄瓜及绿叶蔬菜等。要是不愿意吃早餐，速食蔬菜汤也是个不错的选择，火腿、卤蛋、搭配一碗香喷喷的糙米饭和肉丸，美美哒……而且多种组合供选择，是不是发现可以吃的东西特别多：

　　✓ 肉丸 / 鸡肉 / 牛肉+蔬菜汤

　　✓ 虾 / 虾米 / 虾皮 / 虾仁+蔬菜汤

　　✓ 肉丸 / 鸡肉 / 牛肉+虾 / 虾米 / 虾仁+蔬菜汤

　　✓ 选料：菌菇、鸡蛋、豆腐

注意

　　菌菇类除了平菇和木耳外，大部分都是高FODMAP，很多人吃菌菇类会产生症状反应，那么蔬菜汤中尽量不要添加菌菇类了，如果吃它们没有任何问题，那么菌菇类是增添汤味层次感的重要食材；鸡蛋是汤中非常出色的食材，很多汤中必不可少，如果耐受，没有问题；豆腐是继鸡蛋之后，很常见的不耐受食物，如果不耐受或吃了不舒服，那么还是不建议在汤中添加豆腐。

食谱三：这份早餐让我多睡了10分钟

　　正所谓一天之计在于晨，上班一族的我们经常不吃早餐，是因为用来吃早餐的时间被用来"赖床"了。要不然就匆匆忙忙手忙脚乱出门买早餐，路上随便吃点，这怎么能行呢？受委屈的总是自己的胃。所以，我们也在苦心寻找超快手早餐，不仅能多睡10分钟，还能让肠胃安心。最重要的是这道早餐不需要任何烹饪技能！

简单，健康又可以任意DIY。

今天的早餐，就从这一道富含膳食纤维、营养全面的南瓜果仁燕麦粥开始吧！

有时候早餐是做好了，但是不太想吃，我经常会把它装在焖烧杯中，随手带着它，就可以在任何地方解决我的美味早餐啦，很适合忙碌的办公室的兄弟姐妹们。

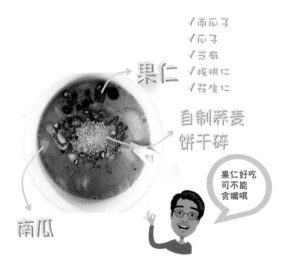

● **南瓜果仁燕麦粥**

这一款燕麦粥营养全面。南瓜子和燕麦富含大量可溶性膳食纤维，适量食用不会引发肠胃症状，并且增加饱腹感。坚果仁是优质蛋白质和脂肪来源。通过这顿早餐，可以获得一天需要的膳食纤维、蛋白质、维生素和脂肪，还能有效解决便秘问题。

原材料准备技巧：

✓ 燕麦——不含任何添加剂的纯燕麦片或有机燕麦，而不是燕麦脆。可以是即食免煮的，也可以是快煮的。

✓ 果仁——但要选择低FODMAP果仁，务必适量，否则会引起不适。

✓ 水果——但要选择低FODMAP的，一般都是少许蓝莓、草莓、蔓越莓、葡萄等浆果类水果，也可以是火龙果、百香果、猕猴桃。

✓ 依据个人口味，添加各种搭配，比如肉松、鱼松、紫菜。

✓ 无乳糖牛奶——根据个人情况随意。

✓ 调味品——是甜是咸请随意。

制作方法简单到不可思议：

第一步：加水，把燕麦放进锅里

第二步：开火

第三步：煮好开吃

同样的配方，同样的制作方式，同样的简单，放上水果，就成了：

● 燕麦水果粥

可供搭配的水果：

✓ 少许蓝莓

✓ 草莓

✓ 蔓越莓

✓ 葡萄

✓ 火龙果

✓ 适量百香果

✓ 适量猕猴桃

✓ 如果你想吃西瓜或哈密瓜，可以尝试极小量

✓ 最好不要吃果干（脯）和即食的"干吃燕麦脆"+酸奶

Tips

　　我们每个人都知道，一日之计在于晨，早餐是一天中最重要的一顿饭，但是为了减肥、赖床、来不及吃，各种原因，不吃早餐的人比比皆是。其实搞定一份营养均衡的早餐很简单，洗个脸的工夫就能轻松完成！要是这些都不愿意煮，那就选择即食燕麦片，倒上热水就能吃，我们也常常这么干～

　　涮点蔬菜，搭配点鱼松，早餐开吃。怎么样，简单吧？

食谱四：原来没有面粉也可以做饼

　　很多朋友在低FODMAP饮食之前的早餐是这样的：吃碗面条、馄饨，吃块面包、吐司、汉堡搭配点蔬菜和鸡蛋，或者是火烧馒头加咸菜小米粥，油条豆浆和包子，还有的为了省事，干脆热水泡饼干、泡桃酥、干吃烤馍片。当大家发现面食是高FODMAP食物后，痛哭流涕，纷纷向我们吐槽：我吃了那么多年面食了，你突然告诉我，面食都是高FODMAP，不能吃，那我还能吃什么呀？当然，可不是永远不让你吃面条啦，只是一段时间不吃面食试试，说不定不吃它们症状就减轻了

呢。当然，我们的任务是必须得找到面条的替代品，让朋友们早餐吃得舒心。

以前总是觉得一定要有面粉才可以做各种饼，当我们开始低FODMAP饮食后，才知道原来没有面粉，咱们也能做出饼，而且还那么好吃。今天的早餐，就从这一道不含面粉、营养均衡的香煎土豆饼开始吧！

有时候做多了，可以把它们放在冰箱里冻着，哪天不想做饭了拿出来热热就能吃，还方便外带。

● 香煎土豆饼

原材料准备技巧：

✓ 土豆——擦成丝，控干水。也可以用黄瓜、南瓜、胡萝卜、绿萝卜代替。

✓ 荞麦粉——我们用的是荞麦粉，可以是淀粉、玉米粉、米粉。

✓ 鸡蛋——如果耐受，加入个鸡蛋，味道会更好。

✓ 依据个人口味，添加各种调味，比如酱、五香粉、葱绿、花椒等。

✓ 肉 / 虾 / 火腿——还可以加上肉馅、虾仁、火腿丁。

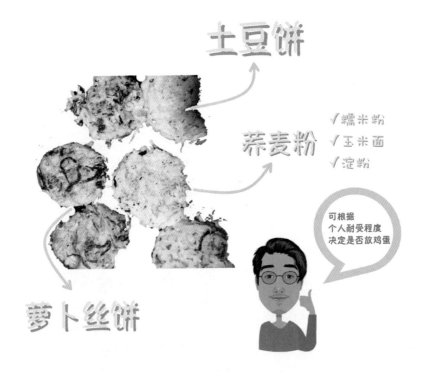

制作方法简单到不可思议:

第一步:土豆去皮清洗干净,擦成丝,也可剁碎

第二步:加盐、葱绿,加淀粉 / 荞麦粉 / 米粉,搅拌均匀

第三步:热锅倒油

第四步:土豆丝铺在平底锅,形状、厚度随意,一面煎金黄后,换一面继续煎

第五步:芝麻?坚果碎?调味料?请随意,搭配果蔬沙拉,开吃

很多朋友不喜欢早餐吃甜味的食物,所以用蔬菜做早餐饼一定是不二选择,不但简单而且营养。同样的配方,同样的制作方式,同样的简单,把土豆换成绿萝卜、胡萝卜、黄瓜,就成了:

- 萝卜丝早餐饼

- 胡萝卜早餐饼

- 黄瓜早餐饼

怎么样,是不是很清新?天热早餐没有太好的胃口,所以只能在有限的饭量里加入更多的营养。再来盘凉拌黄瓜,是不是食欲大增呢?

> **Tips**
>
> 以前总是觉得一定要有面粉才可以做成饼,但荤素搭配、干稀得当、富于变化、营养全面,既当菜还管饱的蔬菜饼就不需要面粉。这款蔬菜饼,我们起了个名字叫"万物皆可煎"。不管你家多少人,十来分钟就能做好,一人一块,既吃好又饱腹。
>
> 做个蔬菜沙拉,先吃为敬……哦,对了,最重要的是,这个早餐会方便打包外带。

食谱五:剩米饭的简单吃法

翻遍冰箱,在犹豫吃什么的时候,竟在冷冻层的抽屉里发现了一块白色的食物,打开一看,原来是不知什么时候剩下的米饭。忽然想出了一道"惊天地泣鬼

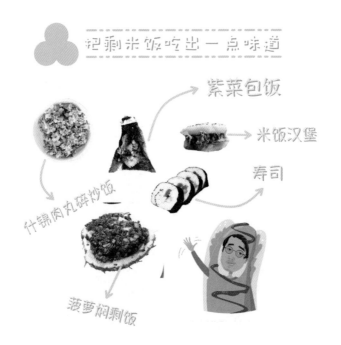

神"的早餐，以致在日后想起这道早餐的时候，都会感叹自己的智慧。这道早餐就是——水煮剩米饭，的确不太营养。这是我们能想到的最简单的剩米饭的吃法，加点鱼松肉松就能吃，主要是省去了煮粥的麻烦。

剩米饭看上去不如新鲜饭好吃，但是只要稍稍改良一下，隔夜的剩米饭用来煮粥、拌饭、炒饭、油饭、做煎饼都是很好吃。吃起来口感清爽，做主食或便当都是很不错的选择。它可以外带！一碗剩米饭让你学会做世界美食。今天的早餐就从一碗剩米饭开始吧！

● **剩米饭变身美味粥**

简单地说，只要两步，耗时3分钟。制作方法简单到令人叹为观止、怀疑人生：

第一步：把剩米饭加上水，小火炖煮

第二步：关火开吃

要是有电饭锅，这些都省了。剩米饭煮的粥有个很大的特点：软糯，感觉要比新煮的粥软和，既节约时间又不浪费食物。

更简单办法看过来：用豆浆机，加水，倒入剩米饭，添加适量芝麻，按下"米糊"键，就成了米糊。

● 剩米饭热热做成紫菜包饭

第一步：把剩米饭热透

第二步：把米饭放在紫菜上，加肉松 / 鱼松或其他自己喜欢吃的食物

第三步：包起来

制作方法很简单有没有？虽然不好看，但是简单好吃呀。还可以用炒紫菜脆，干拌米饭。

● 寿司

一碗剩米饭，是不是吃出了大餐的感觉？

原材料准备

✓ 紫菜

✓ 胡萝卜 / 黄瓜——还可以用其他高级食材，但要保证是低FODMAP

✓ 鸡蛋——如果耐受，煎个鸡蛋，味道会更好

✓ 肉 / 虾 / 火腿——还可以加上金枪鱼罐头、肉馅或虾仁、火腿丁等，但是不建议吃鱼生或刺身，还有其他生食的食物，毕竟我们是"肠胃敏感星人"

✓ 依据个人口味，添加各种调味，比如寿司酱油、芥末等，这些调味品是安全的

● 菠萝焖剩饭

如果家里有个菠萝，把肉掏出来，混合剩米饭，盛到掏空的菠萝里，上锅蒸。

● 米汉堡

类似于三明治、汉堡，只不过把面包换成了米饭。可以把剩米饭按扁，选择以下两种方式：热热和油煎，用饼铛煎制出来的米团应该叫米饼了，有烤箱的朋友还可用烤箱来做。夹上生菜叶、火腿片、肉馅，能吃鸡蛋的顺便煎个鸡蛋，愿意加调味品的随意。米汉堡，开吃。

● 黄油肉丸碎炒饭

其实剩米饭不浪费的最简单的方法，就是炒饭，想怎么炒就怎么炒。今天的炒饭是改良版的，用西餐的制作方式炒了一碗"黄油肉丸芝士碎炒饭"，没有鸡蛋。

原材料准备

✓ 黄油

✓ 芝士

✓ 胡萝卜

✓ 葱绿

✓ 自制肉丸——把它敲成肉碎。这是我们
　家里常备的食物，简直就是万能

✓ 火腿丁

✓ 依据个人口味，添加各种调味

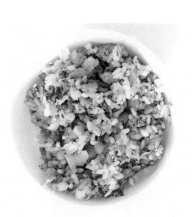

　　如果还是嫌太麻烦，把剩米饭直接热热，干吃剩米饭，酱油拌米饭也是个好选择。有朋友还给我们发过来三种更高级的剩米饭的吃法：剩米饭饼、剩米饭锅巴和剩米饭比萨，听起来是不是就很高级？

食谱六：只需蒸10分钟的早餐，每天不重样

　　就想多睡会儿，留给早餐的时间不多了。给大家分享几款做法简单的早餐，这样的早餐，放锅上蒸10分钟即可，热乎、卫生、不失营养，而且每天不重样。大致思路是，早餐要有甜有咸，有干有湿，有硬有软，尽量多样化。

● **舒软星期一：蒸鸡蛋羹**

这款食谱的前提是你吃鸡蛋没有问题。

制作方法简单：

第一步：在碗里打一个鸡蛋

第二步：倒上热水，搅拌搅拌

第三步：上锅蒸

不必多说，大家尽情发挥吧：想吃咸的，放点虾皮，倒上点酱油、香油；想吃甜的，来点冰糖，但不要蜂蜜哦，适量放点坚果碎。

● 软糯星期二：蒸贝贝南瓜

制作方法简单，洗干净，切块或切片蒸。依据个人口味，决定是咸是甜。

● 脆爽星期三：清蒸山药

没啥技巧，熟了吃就行。

● 清新星期四：粉蒸茼蒿

制作方法没别的，就是简单：

第一步：把茼蒿洗了

第二步：撒上荞麦粉或淀粉

第三步：上锅蒸

原材料准备

✓ 茼蒿——还可以是其他低 FODMAP 蔬菜

✓ 荞麦粉——也可以是淀粉、玉米粉等

✓ 叶菜类蔬菜很容易熟，时间上可短些，如果想吃得更软烂，可蒸时间长些

✓ 根据个人口味喜好，添加调味品

● 咸鲜星期五：糯米蒸肉

制作方法很简单，但需前一天晚上提前做好，早上就能吃。

第一步：把米和肉 / 腊肠放在电饭锅，依据个人口味调味（胡椒、酱油等）

第二步：开机定时

第三步：早上起来吃

● 惊喜星期六：蒸汤圆

这道甜品也可以煮着吃，但务必适量，因为对于很多人来说不太好消化。

● 随意星期日：蒸粽子 / 蒸饭 / 蒸菜 / 蒸南瓜 / 蒸山药

这就是"万物皆可蒸"。粽子是我们家常备食物，热热就能吃。周末没事的时候就多包点，放在冰箱里。

食谱七：低FODMAP应季小食，我们一起来品尝收获季

汪曾祺曾在《故乡的食物》说道："我很想喝一碗咸菜慈姑汤，我想念家乡的雪。"

我们这一生，都走在回家的路上，远离家乡久了，我都快忘记妈妈炖的猪蹄的味道了。小时候，家门口有棵枣树，每到这个季节，我都会帮爸爸打枣。我一天天看着枣变绿变红，总是迫不及待地想吃到它们。读大学的时候，父亲还会寄给我一些柿子和枣。我很想念家乡的味道。

"秋冬季"FODMAP食物 （注：仅限秋冬应季食物，更多FODMAP食物信息请访问@敏感肠胃生存指南）		
中低 FODMAP	蔬菜	莲藕（适量）、荸荠、豆芽 栗子（适量）、地瓜（适量）、山药、圆南瓜/贝贝南瓜 胡萝卜、白萝卜、绿萝卜 大白菜、卷心菜/包菜（适量） 油菜、油麦菜、菜心、芥蓝、菠菜 黄瓜、西红柿、茄子（适量）、秋葵（适量） 四季豆/芸豆（适量）、长豆角/豆角（适量）
	水果	木瓜、杨桃、番石榴（芭乐）、火龙果 橘子、橙子、核桃（适量）
高 FODMAP	蔬菜	芋头、扁豆、菜花/花菜、洋葱、芹菜
	水果	梨、枣、柿子、苹果、葡萄/提子 柚子、释迦、香蕉（熟）、车厘子

入冬的风伴着雪花一阵阵吹来，昼夜温差逐渐加大，各色时令美食已经成熟，丰富的物产开始上市，板栗、红薯、南瓜、柿子、枣……纷纷带着秋冬独有的魅力，渲染着大地的金黄。遗憾的是，柿子和枣是高FODMAP食物。不过没关系，现在你准备好用味蕾感受秋冬了吗？

这是我们今天会用到的应季食材，当然，还有很多没有提到的蔬菜和水果，比如大家在秋冬季常常看到的草莓、蔓越莓和蓝莓、树莓是中低FODMAP食物。

● 应季食物一：茄子

喝上一碗热腾腾的山药粥，搭配一份锅里蒸熟的蒸茄子，别提多美味了。

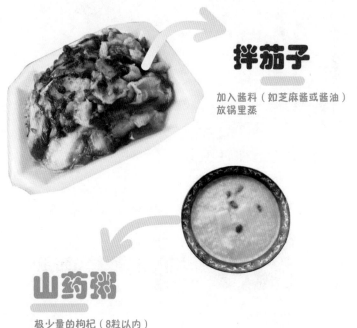

拌茄子

加入酱料（如芝麻酱或酱油）
放锅里蒸

山药粥

极少量的枸杞（8粒以内）

● 应季食物二：萝卜

老话说得好："冬吃萝卜夏吃姜"。如果你喜欢吃热的，来盘蒸萝卜：萝卜切块，切片，放上喜欢的酱料，锅里蒸熟就能吃，可甜可咸；如果你想吃脆萝卜，糖醋萝卜丝、萝卜片。不辣的水果萝卜适合凉拌，太辣的还是会刺激肠胃。

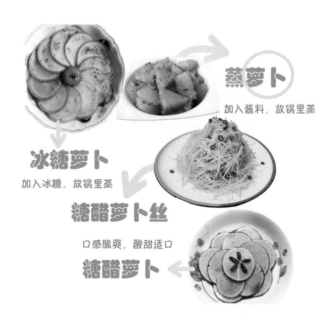

蒸萝卜
加入酱料，放锅里蒸

冰糖萝卜
加入冰糖，放锅里蒸

糖醋萝卜丝

口感脆爽，酸甜适口
糖醋萝卜

● **应季食物三：南瓜**

蒸南瓜、南瓜汤、南瓜粥、南瓜煲、南瓜饭、烤南瓜、焗南瓜，吃法还是很多的。对南瓜耐受的朋友可以尝试做一下，这是低FODMAP饮食中，为数不多的既当饭又当菜的食物。不过有很多朋友回复，吃太多碳水会腹胀，那就需要控制碳水的摄入了，以及弄清楚引起腹胀的其他原因……

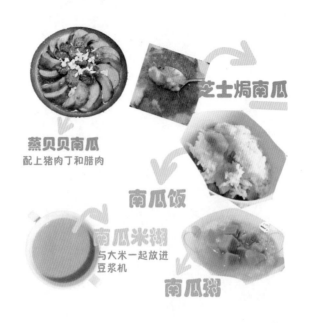

蒸贝贝南瓜
配上猪肉丁和腊肉

芝士焗南瓜

南瓜饭

南瓜米糊
与大米一起放进
豆浆机

南瓜粥

● **应季食物四：什锦蒸菜**

可以把应季蔬菜放在一起蒸，放点腊肉就更好了。

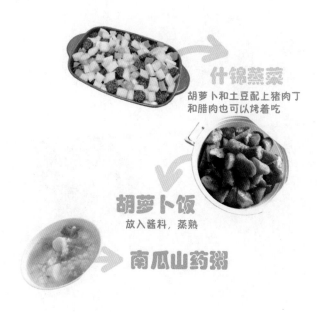

什锦蒸菜
胡萝卜和土豆配上猪肉丁
和腊肉也可以烤着吃

胡萝卜饭
放入酱料，蒸熟

南瓜山药粥

● **应季食物五：什锦炒饭**

超越蛋炒饭的营养吃法，做法超级简单。如果不愿意炒，就用电饭煲，把食材放进锅里，一键解决！

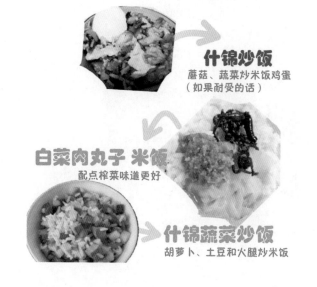

什锦炒饭
蘑菇、蔬菜炒米饭鸡蛋
（如果耐受的话）

白菜肉丸子 米饭
配点榨菜味道更好

什锦蔬菜炒饭
胡萝卜、土豆和火腿炒米饭

● 应季食物六：板栗

栗子好吃，但不能贪嘴。

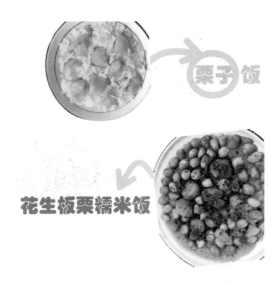

● 应季食物七：初冬甜品

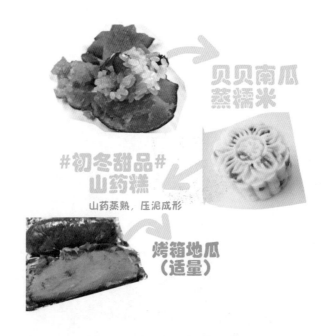

食欲是不是突然大增？让我们做起来吧，一起把秋冬带回家！

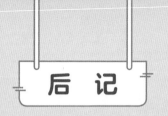

最后，写给我们每一个人

嗨，朋友们。我们只是想花一点时间来祝愿你们度过一个平静而神奇的生活，每一天，每一刻。

我们的生活充满未知，但每一天都是一个反思的时刻——我们有机会回顾过去的一天，并欢迎新的未知的开始，每一天都是与众不同的一天。幸运的是，我们找到了一种新的生活方式，感觉比以前好了很多。我们建议花点时间为新的一天做一个积极的开端。

我们的内容不仅仅关注低FODMAP饮食，同时涉及心理健康，关注大脑和肠道的联系——这种联系，加剧了心理压力和胃肠道彼此的影响。如果压力是一个问题，那么你可能需要在日常生活中积极实施压力管理。我们最喜欢的放松方式包括养花种草、正念冥想、亲近自然、定期锻炼和喝茶。你可能每天只花5~10分钟在这些事情上——找到最适合你缓解日常生活压力的方式！

对于那些感到不知所措，需要额外支持来应对压力的人来说，寻求心理咨询师的帮助可能是最适合的心理健康目标。

外出就餐是一个非常快乐的时光，但对于肠易激综合征患者来说是一个很大问题，然而，在某些情况下外出就餐可能是不可避免的。对于那些可能正在经历这种社交焦虑的人来说，我们的建议是控制这些社会压力，有时候我们需要努力放弃或拒绝一些不再对我们有用的东西。

此时此刻，你可能面临着工作的变化，面临日常生活的改变，面临肠胃敏感问题造成的焦虑和困难，这可能会增加一些人的压力——花费更多的时间在上下班、吃饭、寻医问药等方面。

深吸一口气，享受生活中所有美好的事物。

人们很容易被生活中的挑战所困扰，但是要尽最大的努力去记住生活中所有的祝福和美好，尤其是节日的时候。与爱你和尊重你的人相处，以此来分享彼此的善良和爱。

记得要照顾好自己的身心。

不仅仅为自己的"皮囊"，还要为自己的身心提供食物：享受和品尝你爱的食物。

让你的身体成为你的向导，而不是在互联网上人云亦云！丢掉羞耻、内疚和那些不可能遵守的规则，要意识到我们都在不断进步，学会"断舍离"，向一些不再对我们有用的东西说再见。

利用外部因素，来帮助放松

调暗灯光，收起手机，播放欢乐的音乐，点燃蜡烛，用一条舒适的毯子，舒舒服服地躺在沙发上，好好休息一下。因为这是你应得的。

本书可以帮助人们找到自己的健康之路，并管理他们的IBS症状。在这之前，我们在创办的公众号"@敏感肠胃生存指南"中，收到了诸多留言，已经帮助到了很多朋友缓解肠胃敏感症状，我们很高兴本书对你有帮助。

如果你需要低FODMAP饮食，这本书可以帮助你，这是一件非常令人愉快的事。谢谢你们购买这本书，我们相信你会从头到尾完全享受她的。请不要忘记我们低FODMAP饮食的初衷：在我们乐观拥抱新生活的同时，开始一生的健康。

记得和家人朋友一起享受欢聚时光，分享生活的美好，记得抽出时间放松和恢复精神。忘掉烦恼，无所顾虑，祝愿我们所有人身体健康，与朋友和家人度过充满欢乐的时光。

愿世界与你都安好。

程远　张中雷

首尔，2022年即将春暖花开

参考文献

[1] [美]道格拉斯·德罗斯曼. 罗马IV：功能性胃肠病，肠-脑互动异常[M]. 方秀才，侯晓华，译. 北京：科学出版社，2016.

[2] [美]约翰·凯洛. 罗马IV：常见胃肠道症状诊断流程[M]. 彭丽华，杨竞，译. 北京：科学出版社，2018.

[3] [美]美国精神医学学会. 理解DSM-5精神障碍[M]. 夏雅俐，张道龙，译. 北京：北京大学出版社，2016.

[4] Altobelli, E., Del Negro, V., Angeletti, P. M., & Latella, G. (2017). Low-FODMAP Diet Improves Irritable Bowel Syndrome Symptoms: A Meta-Analysis. *Nutrients*, 9(9), 940.

[5] Asha, M. Z., & Khalil, S. F. H. (2020). Efficacy and Safety of Probiotics, Prebiotics and Synbiotics in the Treatment of Irritable Bowel Syndrome: A systematic review and meta-analysis. *Sultan Qaboos University medical journal*, 20(1), e13-e24.

[6] Barbara Bolen, Kathleen Bradley. (2014). The Everything Guide To The Low-Fodmap Diet: A Healthy Plan for Managing IBS and Other Digestive Disorders. US：Adams Media.

[7] Barrett, J. S., Gearry, R. B., Muir, J. G., Irving, P. M., Rose, R., Rosella, O., Haines, M. L., Shepherd, S. J., & Gibson, P. R. (2010). Dietary poorly absorbed, short-chain carbohydrates increase delivery of water and fermentable substrates to the proximal colon. *Alimentary pharmacology & therapeutics*, 31(8), 874-882.

[8] Barrett, J. S., & Gibson, P. R. (2012). Fermentable oligosaccharides, disaccharides, monosaccharides and polyols (FODMAPs) and nonallergic food intolerance: FODMAPs or food chemicals?. *Therapeutic advances in gastroenterology*, 5(4), 261-268.

[9] Barrett J. S. (2013). Extending our knowledge of fermentable, short-chain carbohydrates for managing gastrointestinal symptoms. *Nutrition in clinical practice*, 28(3), 300-306.

[10] Bellini, M., Tonarelli, S., Nagy, A. G., Pancetti, A., Costa, F., Ricchiuti, A., de Bortoli, N., Mosca, M., Marchi, S., & Rossi, A. (2020). Low FODMAP Diet: Evidence, Doubts, and Hopes. *Nutrients*, 12(1), 148.

[11] Biesiekierski, J. R., Newnham, E. D., Irving, P. M., Barrett, J. S., Haines, M., Doecke, J. D., Shepherd, S. J., Muir, J. G., & Gibson, P. R. (2011). Gluten causes gastrointestinal symptoms in subjects without celiac disease: a double-blind randomized placebo-controlled trial. *The American journal of gastroenterology*, 106(3), 508-515.

[12] Biesiekierski, J. R., Peters, S. L., Newnham, E. D., Rosella, O., Muir, J. G., & Gibson, P. R. (2013). No effects of gluten in patients with self-reported non-celiac gluten sensitivity after dietary reduction of fermentable, poorly absorbed, short-chain carbohydrates. *Gastroenterology*, 145(2), 320-328.

[13] Burden S. (2001). Dietary treatment of irritable bowel syndrome: current evidence and guidelines for future practice. *Journal of human nutrition and dietetics*, 14(3), 231-241.

[14] Cain, K. C., Headstrom, P., Jarrett, M. E., Motzer, S. A., Park, H., Burr, R. L., et al. (2006). Abdominal pain impacts quality of life in women with irritable bowel syndrome. *The American Journal of Gastroenterology*, 101(1), 124-132.

[15] Camilleri M. (2018). Management Options for Irritable Bowel Syndrome. *Mayo Clinic proceedings*, 93(12), 1858-1872.

[16] Catsos, P. (2012). IBS-Free at Last. Change Your Carbs, Change Your Life with the FODMAP Elimination Diet(2nd ed). Portland, ME：Pond Cove Press.

[17] Chumpitazi, B. P., Cope, J. L., Hollister, E. B., Tsai, C. M., McMeans, A. R., Luna, R. A., Versalovic, J., & Shulman, R. J. (2015). Randomised clinical trial: gut microbiome biomarkers are associated with clinical response to a low FODMAP diet in children with the irritable bowel syndrome. *Alimentary pharmacology & therapeutics*, 42(4), 418-427.

[18] Croagh, C., Shepherd, S. J., Berryman, M., Muir, J. G., & Gibson, P. R. (2007). Pilot study on the effect of reducing dietary FODMAP intake on bowel function in patients without a colon. *Inflammatory bowel diseases*, 13(12), 1522-1528.

[19] de Roest, R. H., Dobbs, B. R., Chapman, B. A., Batman, B., O'Brien, L. A., Leeper, J. A., Hebblethwaite, C. R., & Gearry, R. B. (2013). The low FODMAP diet improves gastrointestinal symptoms in patients with irritable bowel syndrome: a prospective study. *International journal of clinical practice*, 67(9), 895-903.

[20] Dimidi, E., Christodoulides, S., Fragkos, K. C., Scott, S. M., & Whelan, K. (2014). The effect of probiotics on functional constipation in adults: a systematic review and meta-analysis of randomized controlled trials. *The American journal of clinical nutrition*, 100(4), 1075-1084.

[21] Drossman, D. A., McKee, D. C., Sandler, R. S., Mitchell, C. M., Cramer, E. M., Lowman, B. C., & Burger, A. L. (1988). Psychosocial factors in the irritable bowel syndrome. A multivariate study of patients and nonpatients with irritable bowel syndrome. *Gastroenterology*, 95(3), 701-708.

[22] Dukowicz, AC, Lacy, BE, and Levine, GM (2007). Small intestinal bacterial overgrowth: a comprehensive review. *Gastroenterol Hepatol (N Y)*. 3, 112-122.

[23] Editors Of Prevention Magazine, Cassandra Forsythe, Lesley Rotchford. (2018). *Prevention No Bloat Diet: 50 Low-FODMAP Recipes to Flatten Your Tummy, Soothe Your Gut, and Relieve IBS*. US：Rodale Books.

[24] Fass, R., Longstreth, G. F., Pimentel, M., Fullerton, S., Russak, S. M., Chiou, C. F., Reyes, E., Crane, P., Eisen, G., McCarberg, B., & Ofman, J. (2001). Evidence- and consensus-based practice guidelines for the diagnosis of irritable bowel syndrome. *Archives of internal medicine*, 161(17), 2081-2088.

[25] Fedewa, A., & Rao, S. S. (2014). Dietary fructose intolerance, fructan intolerance and FODMAPs. *Current gastroenterology reports*, 16(1), 370.

[26] Gearry, R. B., Irving, P. M., Barrett, J. S., Nathan, D. M., Shepherd, S. J., & Gibson, P. R. (2009). Reduction of dietary poorly absorbed short-chain carbohydrates (FODMAPs) improves abdominal symptoms in patients with inflammatory bowel disease-a pilot study. *Journal of Crohn's & colitis*, 3(1), 8-14.

[27] Gibson, P. R., & Shepherd, S. J. (2005). Personal view: food for thought—western lifestyle and susceptibility to Crohn's disease. The FODMAP hypothesis. *Alimentary pharmacology & therapeutics*, 21(12), 1399-1409.

[28] Gibson, P. R., & Shepherd, S. J. (2010). Evidence-based dietary management of functional gastrointestinal symptoms: The FODMAP approach. *Journal of gastroenterology and hepatology*, 25(2), 252-258.

[29] Gibson, P. R., & Shepherd, S. J. (2012). Food choice as a key management strategy for functional gastrointestinal symptoms. *The American journal of gastroenterology*, 107(5), 657-667.

[30] Halmos, E. P., Christophersen, C. T., Bird, A. R., Shepherd, S. J., Gibson, P. R., & Muir, J. G. (2015). Diets that differ in their FODMAP content alter the colonic luminal microenvironment. *Gut*, 64(1), 93-100.

[31] Halland, M., & Talley, N. J. (2013). New treatments for IBS. Nature reviews. *Gastroenterology & hepatology*, 10(1), 13-23.

[32] Jo Stepaniak. (2016). *Low-Fodmap and Vegan: What to Eat When You Can't Eat Anything*. US：Book Publishing.

[33] Keefer, L., & Blanchard, E. B. (2002). A one year follow-up of relaxation response meditation as a treatment for irritable bowel syndrome. *Behaviour research and therapy*, 40(5), 541-546.

[34] Konturek, P. C., Brzozowski, T., & Konturek, S. J. (2011). Stress and the gut: pathophysiology, clinical consequences, diagnostic approach and treatment options. *Journal of physiology and pharmacology : an official journal of the Polish Physiological Society*, 62(6), 591-599.

[35] Lacy, B. E., Pimentel, M., Brenner, D. M., Chey, W. D., Keefer, L. A., Long, M. D., & Moshiree, B. (2021). ACG Clinical Guideline: Management of Irritable Bowel Syndrome. *The American journal of gastroenterology*, 116(1), 17-44.

[36] Ljótsson, B., Hedman, E., Lindfors, P., Hursti, T., Lindefors, N., Andersson, G., & Rück, C. (2011). Long-term follow-up of internet-delivered exposure and mindfulness based treatment for irritable bowel syndrome. *Behaviour research and therapy*, 49(1), 58-61.